치과의사가 꼭 알아야 할

구강점막질환의 감별진단

치과의사가 꼭 알아야 할

구강점막질환의 감별진단

김 진 · 윤정훈 · 조은애산드라 · 차인호

대한나래출판사

[저자약력]

김　진　연세대학교 치과대학 교수
의학박사
구강병리과 전문의

윤정훈　원광대학교 치과대학 교수
치의학박사
구강병리과 전문의

조은애산드라　연세대학교 치과대학 연구교수
치의학박사
구강내과 전문의·구강병리과 전문의

차인호　연세대학교 치과대학 교수
의학박사
구강악안면외과 전문의

서 문

요즈음은 구강 내 사진을 찍기도 쉬워지고 자문을 구하기 위하여 사진을 전달하는 방법도 매우 간편해져 치과의원에서 자문 요청을 할 때 과거보다 어렵지 않다. 덕분에 저자도 많은 자문 의뢰를 받고 있다. "치과의사가 꼭 알아야 할 구강점막질환의 감별진단" 책의 시작은 개원의로부터 자문 의뢰되는 예들의 대부분이 구강점막질환이라는 점 때문이었다. 임상에서 비교적 자주 만나는 구강점막질환에 대한 감별진단에 도움을 주고자 하는 마음이 동기가 되었다.

이 책은 각 질병에 대한 상세한 설명보다는 각 질병을 타 질병과 감별하는 데 초점을 두어 작성되었으며, 교과서에 있는 내용보다는 그동안의 경험을 토대로 한 내용으로 감별진단을 다루었다. 저자로서 기대하기는 우리 저자들의 경험이 도움이 되어 독자들이 이 책을 읽은 후에 구강점막질환 환자를 대할 때 더욱 정확한 감별진단을 하고 상위 기관에 의뢰할지, 직접 진료할지 등의 치료방침을 좀 더 쉽게 결정할 수 있게 되기를 바란다.

그동안 접했던 많은 환자들 중 치과의원에서 자주 만날 것 같은 예들을 우선 선택해서 수록하려고 노력했는데, 이 책에 소개된 증례의 일부에는 치과의원에서 자문 의뢰되었던 예들도 포함되었다. 또한 증례를 소개할 때 전문적인 의학용어보다는 환자들이 호소한 내용을 그대로 표현하려고 노력하였다. 일부 사진은 다소 오래된 증례여서 사진의 질이 좋지 않음을 독자들이 양해해 주길 바란다.

이 책에 수록할 증례들을 스크리닝 하면서 이 환자들을 진료하고 사진을 촬영하여 기록을 남겨 준 연세대학교 치과대학병원의 구강악안면외과와 구강내과 선생님들과, 자문 의뢰하셨던 치과의원의 치과의사 선생님들에게 감사를 전한다. 끝으로 시간이 촉박함에도 이 책의 완성도를 높이기 위해 애써 주신 대한나래출판사의 최용원 사장님을 비롯한 편집 팀에게도 감사를 전한다.

2018년 7월 26일

저자 대표 **김 진**

목 차

제 1 장

구강점막 백색병터의 감별진단

1 임상에서 흔히 만나는 구강점막의 백색병터

2 탈락형 백색병터의 감별진단

3 비탈락형 백색병터의 감별진단

01 임상에서 흔히 만나는 구강점막의 백색병터

- 염증성: 구강 편평태선(oral lichen planus)
- 증식성: 백반증(leukoplakia)
  상피유두종(squamous papilloma)
  사마귀모양암종(verrucous carcinoma)
  편평세포암종(squamous cell carcinoma)
- 감염성: 위막형 캔디다증(candidiasis)
- 유전성: 백색해면모반(white sponge nevus)
- 습관성: 뺨·입술 씹기로 인한 자해손상(chronic cheek, lip biting)

1) 감별 포인트

구강점막의 백색병터는 여러 원인에 의해 다양한 모양으로 나타나므로 원인에 따라 치료도 다르다. 따라서 이를 감별하기 위하여 아래와 같은 감별 포인트가 임상에서 활용된다.

① 문질러서 제거되는지 여부
② 양측성 여부
③ 병터 모양, 두께, 표면의 특징
④ 통증 여부
⑤ 자극이 될 만한 보철물, 교정장치 등의 착용 여부 및 이쑤시개 사용과 같은 반복적인 습관 확인
⑥ 가족력 여부
⑦ 환자가 병터를 인지한 기간

2) 구강점막의 백색병터

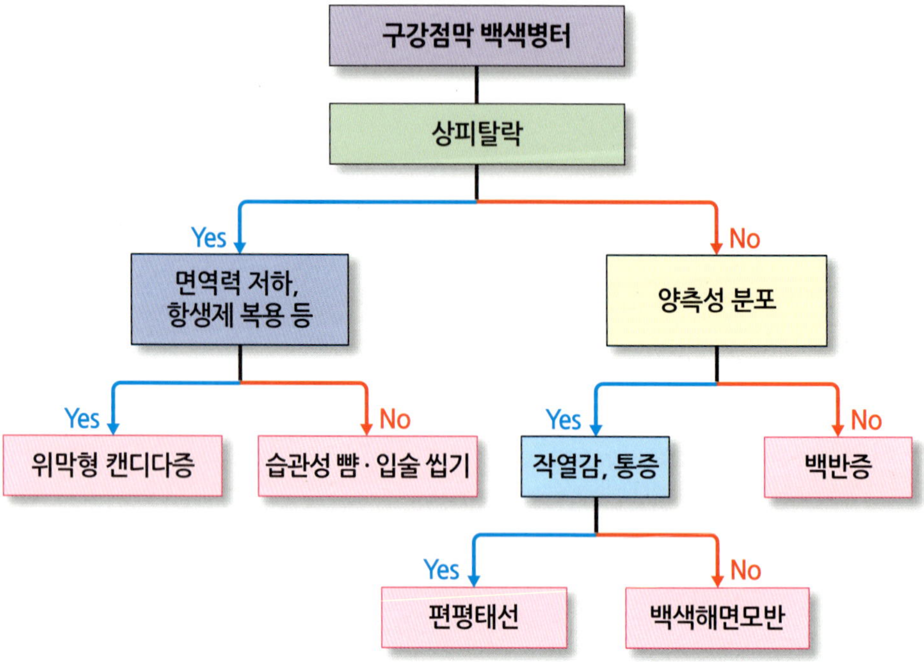
구강점막 백색병터
상피탈락
Yes
No
면역력 저하,
항생제 복용 등
양측성 분포
Yes
No
위막형 캔디다증
습관성 뺨 · 입술 씹기
Yes
No
작열감, 통증
백반증
Yes
No
편평태선
백색해면모반

02 탈락형 백색병터의 감별진단

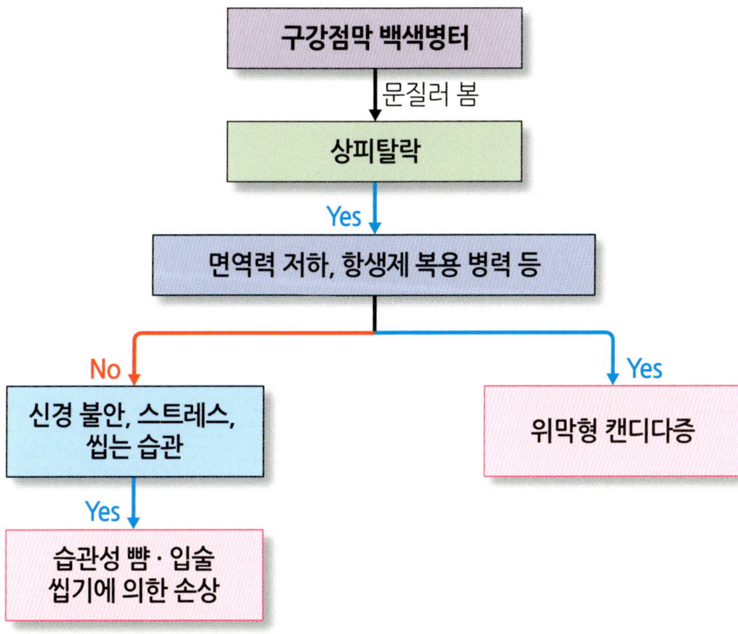

1) 습관성 뺨·입술 씹기에 의한 백색병터(chronic cheek, lip biting)

- 뺨 씹기 습관에 의한 탈락형 백색병터의 경우 양측성으로 앞쪽 협점막의 교합면을 따라 우둘투둘한 모양으로 나타난다. 주위에 홍반성 병터가 혼재되어 나타나거나 심한 경우 궤양도 보일 수 있다.
- 심한 불안, 스트레스로 인하여 지속적으로 뺨을 씹는 습관이 원인이다.
- 기타 원인으로 자주 마시는 음료, 커피 등의 성분에 의한 알레르기 반응이 나타날 수 있으므로 원인을 제거해도 없어지지 않는 경우 상세한 병력검사가 필요하다.
- 입술을 씹는 경우 윗입술, 아랫입술의 홍선(vermilion border)을 중심으로 나타난다.
- 감염된 캔디다증과의 감별이 필요하다.

증례 01 24세 남성

주요 불편사항
- 양측 안쪽 협점막이 벗겨지고, 이후 통증이 있음

병력기간
- 3~4년

구강소견
- 협점막 앞쪽에 양측성으로 백색병터가 존재하며, 손으로 잡으면 벗겨짐

특이사항
- 환자는 작곡을 취미로 하는 대학생으로, 일에 몰두할 경우 볼 안쪽을 무의식적으로 계속 씹는 습관이 있음

세포병리검사
- 캔디다가 검출되지 않음

진단
- 습관성 뺨 씹기로 인한 손상

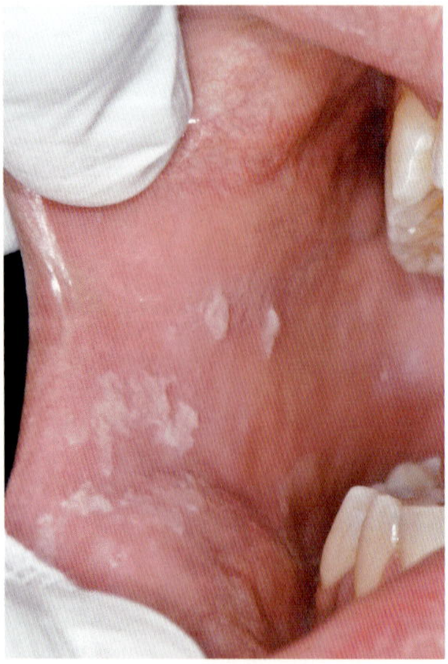

증례 02 24세 여성

주요 불편사항

- 입안 점막이 하얗게 변함

병력기간

- 2년

구강소견

- 위·아래 입술 안쪽, 양쪽 볼의 안쪽에 백색 및 벗겨진 홍반병터
- 자발통 없음
- 상피가 벗겨지면 NRS 4, 자극적인 음식에는 NRS 6의 통증이 있음
- 안쪽이 붓거나 열감이 있을 때도 있음

특이사항

- 2년 전부터 특이한 계기 없이 상기 증상이 발생했으며 당시에 스트레스를 받는 일이 있었음. 증상이 깨끗하게 사라진 적은 없고 악화·완화를 반복함
- 현재 입술은 부르터 있는 상태

치과치료 병력

- 개인 치과, 이비인후과에서 약물 복용(약명 미상)을 하였으나 효과 없음. 이비인후과에서 알레르기 테스트를 한 결과 음성으로 나타남

세포병리검사

- 캔디다가 검출되지 않음

진단

- 습관성 빰 씹기로 인한 손상

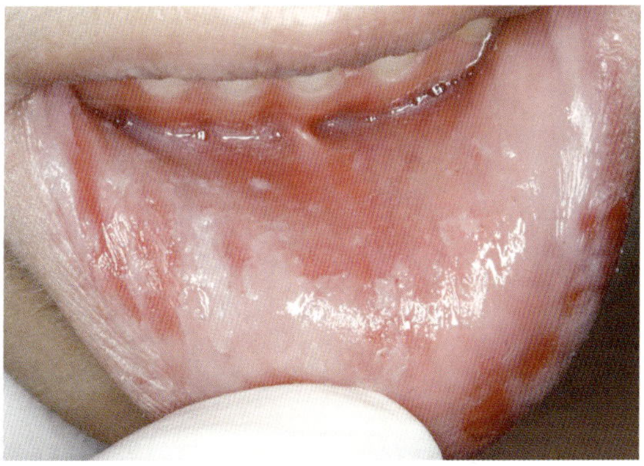

Numerical Rating Scale(NRS): 환자의 주관적 통증을 1~10 사이의 점수로 표기하는 것으로, 0은 통증이 전혀 없는 상태를 말하고, 10은 참기 어려운 극심한 통증을 뜻한다.

습관성 뺨 씹기에 의한 자해손상의 치료

- 습관의 인지 및 조절
- 습관이 아닌 구강안면운동장애인 경우에는 신경과 내원이 필요

2) 구강 캔디다증(candidiasis)

- 캔디다 진균은 구강 내에 정상균총으로 존재하므로 환자의 면역력이 저하되었거나 광범위 항생제 복용으로 정상균총의 균형이 파괴된 경우 과증식하면서 구강내 감염을 유발한다.
- 환자 상태에 따라 다양한 유형을 보인다.
  - 위막형(pseudomembranous type)
  - 홍반형(erythematous type: acute atrophic, median rhomboidal glossitis, angular cheilitis, denture stomatitis)
  - 만성 증식성 캔디다증(chronic hyperplastic candidiasis: candida leukoplakia)
- 탈락형 백색병터에서는 위막형 캔디다증이 감별이 필요한 유형

(1) 위막형 캔디다증

- 우유 찌꺼기를 닮은 백태로, 백태는 진균의 균사, 포자 및 탈락상피로 구성된다.
- 위막형 캔디다증은 광범위 항생제 복용 후 면역력이 저하된 경우에 발생한다.
- 증상에는 작열감, 나쁜 맛감각 호소가 있다.
- 부위: 협점막, 구개, 혀
- 주의사항: 벗겨내고 난 아래는 정상 혹은 홍반성 표면으로 나타난다. 출혈이 있는 경우 위막 아래 편평태선, 구강암 등의 다른 병이 있을 가능성이 있으므로 치유된 후에도 반드시 정기적인 검진이 요구된다.

증례 01 57세 여성

주요 불편사항
- 천식으로 입안 가글 후 입이 하얗게 변하고 통증이 느껴짐

병력기간
- 1달

구강소견
- 양측 후구치부 및 혀 측면에 우둘투둘한 백색병터
- 자발통(+), 거북한 느낌 NRS 4, 심하면 NRS 6
- 일반적인 음식에는 자발통이 없으나 자극적인 음식에 통증 있음
- 구강건조감 있음
- 볼 깨무는 습관은 확인할 수 없음
- 백색 부위는 문지르면 탈락됨

세포병리검사
- 캔디다 균사 관찰됨

진단
- 캔디다증, 위막형

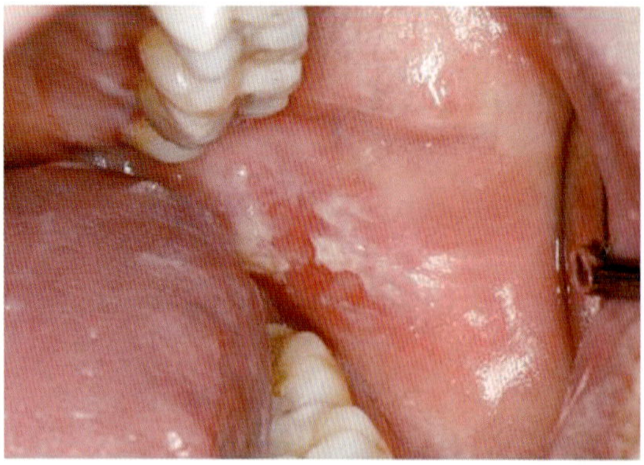
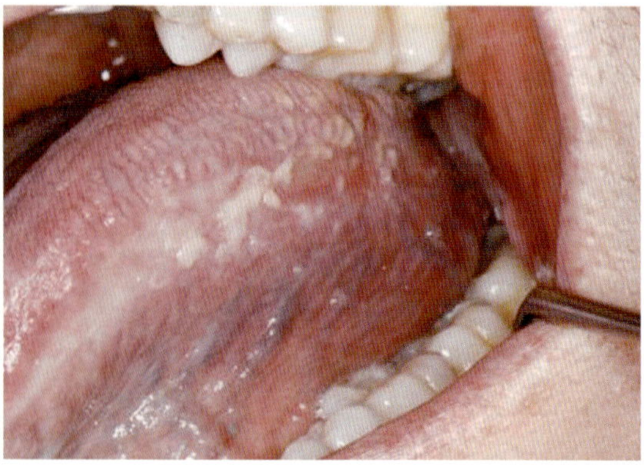

증례 02

63세 남성

주요 불편사항
- 혀가 아리고 백태가 낌

구강소견
- 혀 배면에 우유 찌꺼기와 같은 백색병소를 보이며 기타 점막에는 미약한 발적상을 보임

전신질환 병력
- 약 2년 전부터 당뇨를 앓고 있음

진단
- 임상소견 및 균배양 결과 급성 위막형 캔디다증에 의한 구강작열감 증후군으로 진단함

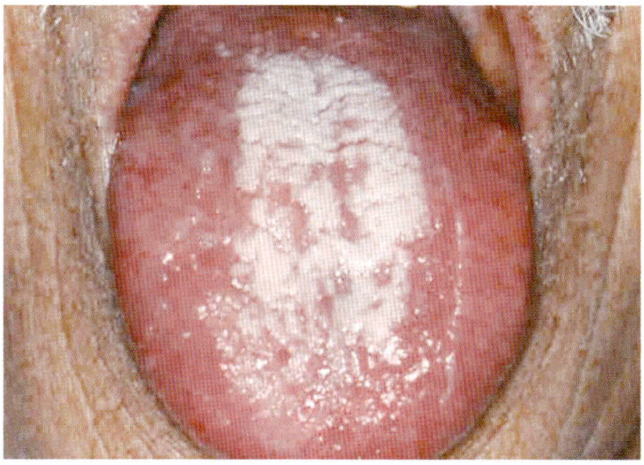

구강 캔디다증의 치료

① 발생 원인의 인지 및 가능한 제거

- 항생제, 스테로이드 등 기회감염 유발 약물의 사용 중단, 천식 흡입기의 올바른 사용 및 사용 후 입안 헹굼
- 전신면역을 억제하는 기저질환의 확인 및 면역증진(면역억제제의 사용, HIV 감염 등)

② 국소·전신 항진균제의 사용

- Polyene 계열(nystatin, amphotericin B)
  - 내성 발생의 가능성이 적어 국소 캔디다증에 우선 고려하는 약물
  - 니스타틴 시럽: 구강에 머금은 후 삼킴(1회 4~6mL, 3~4회/일), 비급여
- Azole 계열(fluconazole)
  - 내성 발생 가능, 다양한 약물(항응고제 등)과 상호 작용 발생, 금기증은 임부·수유부, 간질환 및 신장질환 환자
  - 디푸루칸건조시럽(한국화이자): 구강에 머금은 후 뱉거나(구강 캔디다증) 삼킨다(인두 캔디다증: 1일 1회 50mg, 7~14일 단위로 사용). 구강 캔디다증에 급여
  - 시럽을 뱉어 사용할 경우 부작용의 가능성을 줄일 수 있고 시럽을 머금다가 뱉은 후에는 곧바로 입안을 물로 헹구거나 양치하지 말아야 함
- 증상이 소실된 이후에도 한 단위 더 사용해야 재발 가능성을 줄일 수 있음

③ 구강내 드레싱 시행

- 생리식염수 또는 chlorhexidine을 적신 솜으로 구강내 드레싱을 시행하면서 위막을 제거함(chlorhexidine은 nystatin의 효과를 경감시키므로 병용하지 않음)

탈락형 백색병터의 감별 포인트

- 문질러서 탈락 여부 확인
- 면역저하 상태 여부 확인(전신질환, 만성 소모성 질환 유·무)
- 장기간 항생제, 스테로이드 복용 여부 확인
- 구강점막에 대한 자해 습관 확인

탈락형 백색병터의 감별진단

	습관성 뺨 물기로 인한 백색병터	위막형 캔디다증
통증	쓰라림	작열감
부위	양측성, 입술 가까운 부위 협점막 교합면 중심, 과각화 부위 불규칙한 모양, 혀	협점막, 혀 배면, 구개부에 우유 찌꺼기 같은 백태
특이 증상	심한 스트레스, 정신적 불안	기분 나쁜 맛
습관	씹는 습관	없음
전신 상태	양호	광범위 항생제 복용, 면역력 저하
치료	습관 중단, acrylic shield, psycho-therapy	국소 항진균제

03 비탈락형 백색병터의 감별진단

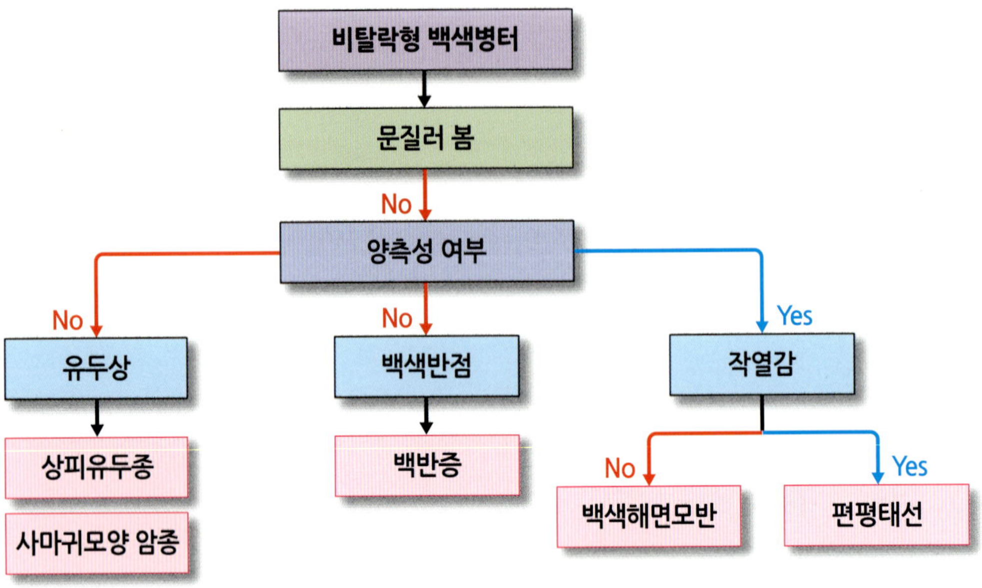

1) 구강 백반증(oral leukoplakia)

- 정의: 임상 병리학적으로 다른 질환으로 분류되지 않는 백색병터를 말한다.
- 편평세포암종으로 진행되는 대표적인 전암병터이다(약 10% 내외).
- 현미경 소견에서 상피이형성이 있는 경우 구강암으로 전환율은 36%로 높아진다.
- 육안으로 관찰되는 유형: 편평한 반점, 과립상, 결절상으로 나타나며, 정상 부위와의 경계가 명확하지 않다.
- 원인: 흡연, 음주, 캔디다, 자외선 조사(입술), 사람유두종바이러스 감염, 지역에 따라 특수 열매 씹는 습관(areca nut)
- 외상에 의한 백반증의 경우 마찰성 각화증으로 분류하고 전암병소로 취급하지 않으며 원인 제거로 소멸된다.

증례 01 55세 남성

주요 불편사항

- 혀에 무언가가 났음

병력기간

- 1년 전부터 인지함

구강소견

- 혀 측면에 경계 명확하지 않은 백색반점이 존재하며 일부는 사마귀 모양으로 증식함
- 통증 및 불편감 없음
- 크기 변화 없음
- 구강건조감 없음
- 안구건조감 없음

진단

- 상피이형성 동반되지 않은 백반증

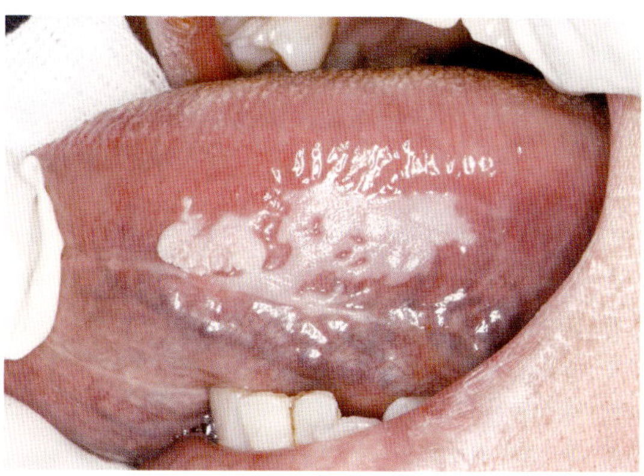

증례 02 61세 남성

주요 불편사항

- 2년 전 레이저 치료한 부위가 재발함

구강소견

- 구개부에 주위와 경계가 명확하지 않은 백색반점이 존재함
- 문질러도 없어지지 않음
- 통증 없음

진단

- 상피이형성이 동반된 백반증

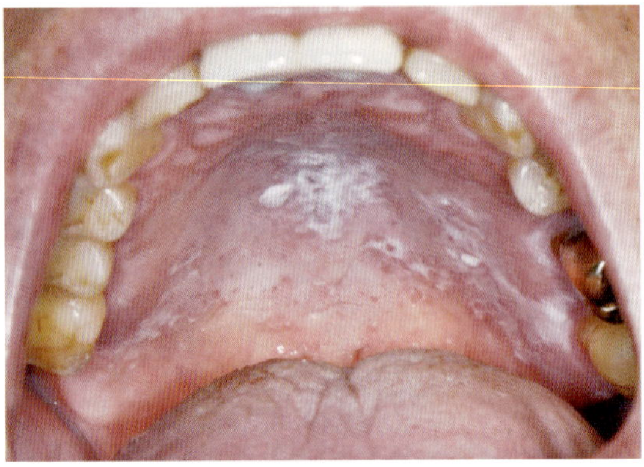

증례 03 53세 남성

주요 불편사항
- 좌측 협점막에 하얗게 무언가가 나 있음

병력기간
- 20년

구강소견
- 좌측 협점막에 2.0×2.0cm 크기의 백색반점이 존재함
- 통증 없음

진단
- 상피이형성이 동반된 백반증

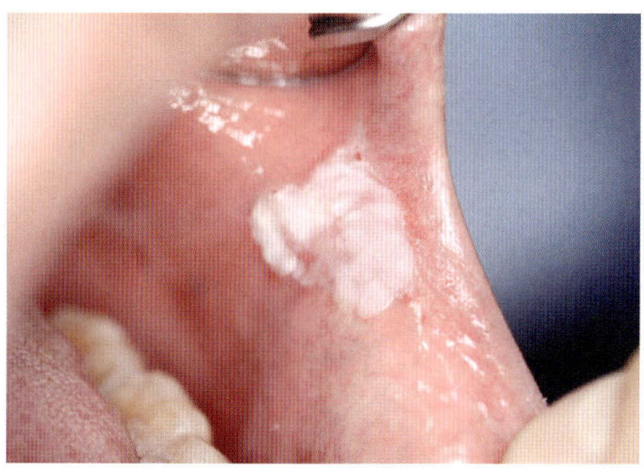

증례 04 78세 여성

주요 불편사항

- 혀 아래 하얀색 병소가 있다고 들었음

구강소견

- 혀 우측 배면에 백색반점이 존재함
- 촉진에 통증 있음

전신질환 병력

- 고혈압: 약 복용 중(아스피린 포함)
- 당뇨병: 약 복용 중
- 협심증: 약 복용 중
- 뇌졸중: 약 복용 중

진단

- 상피이형성이 동반된 백반증

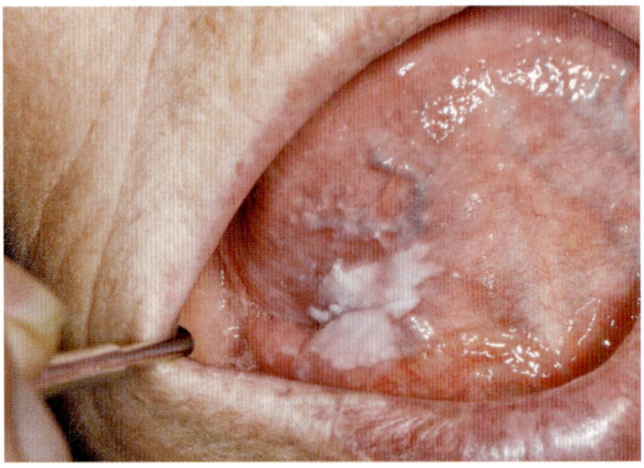

증례 05

56세 남성

주요 불편사항

- 개인 치과에서 치과치료 중 양측 협점막의 백반증 소견 발견

구강소견

- 양측 협점막에 백색반점이 존재함
- 통증 없음

전신질환 병력

- 고혈압: 아스피린 포함 약 복용 중
- 7~8년 전 피린계(?) 부작용으로 인해 몸에 두드러기가 남(약명 미상)
- 전립선비대 진단(현재 약은 복용하지 않음)

진단

- 상피이형성 동반되지 않은 백반증

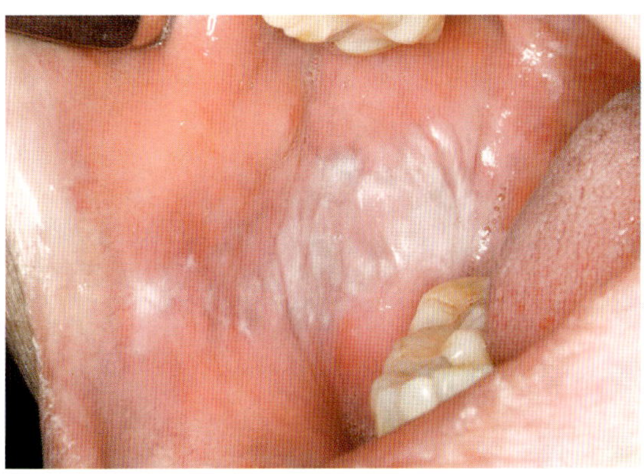

만성 증식성 캔디다증(chronic hyperplastic candidiasis: candida leukoplakia)

- 백반증 발생의 원으로 캔디다 감염이 있으며, 캔디다 감염이 상피증식을 유도하여 백반증으로 나타나는 경우를 말한다.
- 백색의 반점으로 보이며, 문질러도 제거되지 않는다.
- 백반증에 동반된 캔디다 이차 감염과 구별되지 않는다.
- 앞쪽 협점막에 생기며, 백반증과 구별되지 않는다.
- 진단은 캔디다 균사를 관찰해야 하고, 항진균제로 치료 가능하나 이 환자의 경우처럼 항진균제 치료에도 결국 편평세포암종으로 이행된 점으로 보아 캔디다 치료 후에도 정기적인 관찰이 요구된다.
- 주의사항: 전암병소에 캔디다 이차 감염과 캔디다에 의한 백반증은 구별이 안 되므로 캔디다 치료 후 반드시 정상으로 구강점막이 회복되었는지 관찰이 필요하다.

증례 06 75세 여성

주요 불편사항

- 입안에 통증이 느껴짐

병력기간

- 약 10년 전

구강소견

- 양측 협점막, 치은 백색병터
- 자발통 없음
- 짜거나 매운 음식을 먹을 때 통증 증가, 쓰린 느낌, NRS 7~8
- 밥이나 부드러운 음식 먹을 때 통증 없음
- Daily change(+): 아침>오후
- 구강건조감(+)
- 편평태선으로 진단 후 장기간 스테로이드 치료
- 2년 전 본 병원으로 의뢰되어 캔디다로 진단 후 국소 가글로 진균 치료

전신질환 병력

- 혈압약(약명 미상, 보건소)
- 치매예방약(약명 미상, 보건소)
- 고지혈증, 약 복용 중(약명 미상)
- 약 30년 전 양쪽 볼에 필러 주입(무허가 시술)

치과치료 병력

- 임플란트 #32, 42(2년 전)
- 임플란트 #36, 37, 46, 47(5년 전)

진단

- 10년 전: 편평태선
- 2년 전: 캔디다증(2014년)
- 최종진단: 편평세포암종(2016년)

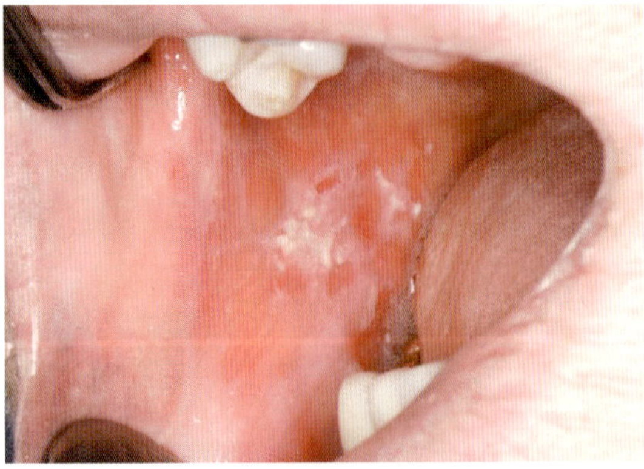

2014년

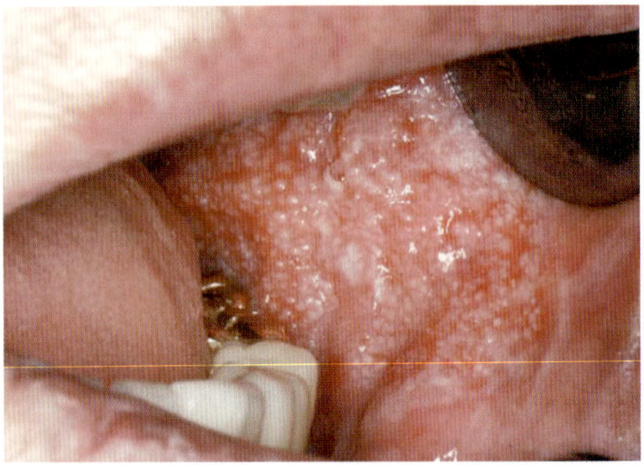

2014년

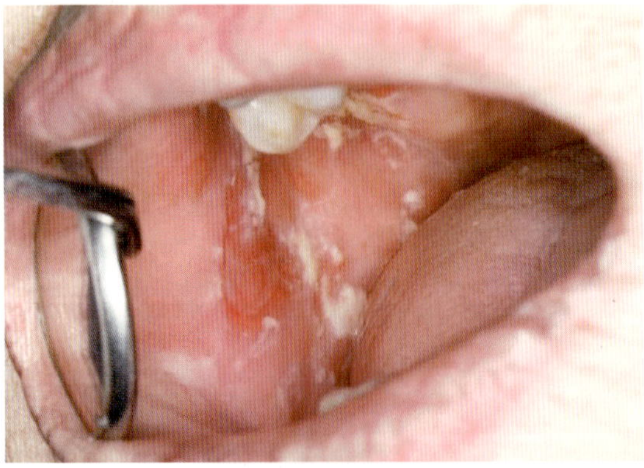

2016년

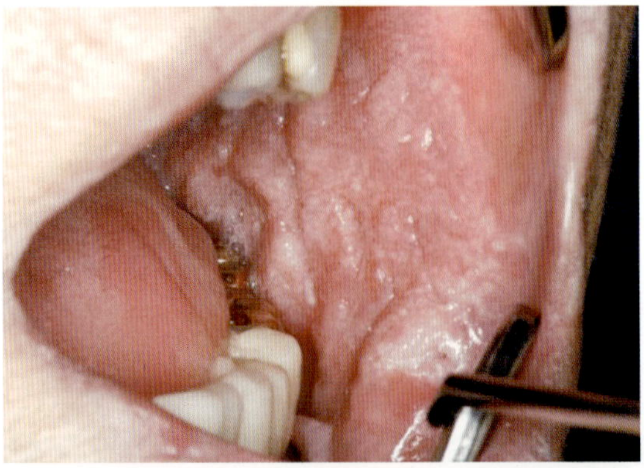

2016년

구강 백반증의 치료

- 임상적으로 백반증으로 진단되면 병터가 작은 경우 절제생검을, 큰 경우에는 대표적인 부분을 절개생검하고, 나머지 부분은 CO_2 laser vaporization을 시행한다.
- 생검된 조직에서 이형성(dysplasia)의 정도 확인이 중요하다.
- 백반증의 원인과 구강암으로 진행될 가능성 및 예방방법에 대하여 충분히 설명하고 장기간 추적관찰이 필요함을 환자에게 교육한다.
- 환자에 따라서 3, 6, 12개월 간격으로 주기적인 추적관찰을 한다.
- 치료 시작 시점부터 사진을 촬영하고 육안적으로 크기가 커지거나 궤양 등의 변화가 있으면 전원한다.

(1) 암발생 위험도가 높은 백반증 유형

- 백색과 홍반이 혼재된 백반증
- 구강저, 혀 측면, 입술에 발생된 백반증
- 원인불명 또는 흡연이 원인인 백반증
- 사마귀모양백반증
- 증식성 사마귀모양백반증
- 사마귀모양백반증의 경우 구강암으로 전환율이 20% 이상으로 증가
- 증식성 사마귀모양백반증은 단순 반점으로 시작하여 점차 구강 전체로 퍼지면서 사마귀모양으로 성장하는 병터를 가지게 되고 최종적으로 구강암으로 진행되는 암 전환율이 가장 높은 구강전암병터(약 74%)

증례 07 24세 여성

주요 불편사항

- 입안 전체가 하얗게 변함

병력기간

- 6~7년

구강소견

- 부위: 양측 협점막, 상·하악 치은, 혀, 구개부에 백색반점이 존재함
- 통증 없음
- 크기 변화 잘 모르겠음

전신질환 병력

- 10년 전 재생불량성빈혈로 Cyclosporine 9개월 복용
- 6~7년 전에 글루콤 영양제를 먹고 나서인지 잘 모르겠지만 갑자기 입안 전체에 하얗게 생겼음. 단것이나 신 것을 먹을 때 혀 껍질이 벗겨지며 따끔했지만 곧 괜찮아졌으며, 1년 전 개인 치과에 내원하여 물어봤으나 더 이상 퍼지지 않으면 가만히 둬도 된다고 들었음

치과치료 병력

- #16, 17, 26, 27에 gold crown(10년 전)
- #36, 37에 아말감 충전(13년 전)
- 3~4년 전, #46에 gold crown
- 우측 아래 잇몸이 부었음(onset: 1달 반 전)
- 신경치료 3번 받고 아직 마무리는 하지 않음
- 1달 반 전에 #46 치아치료 때문에 내원하게 되었다가 본원 구강내과로 의뢰됨

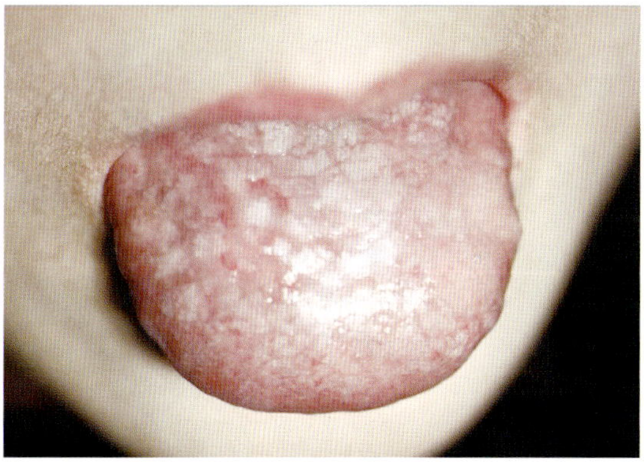

초진

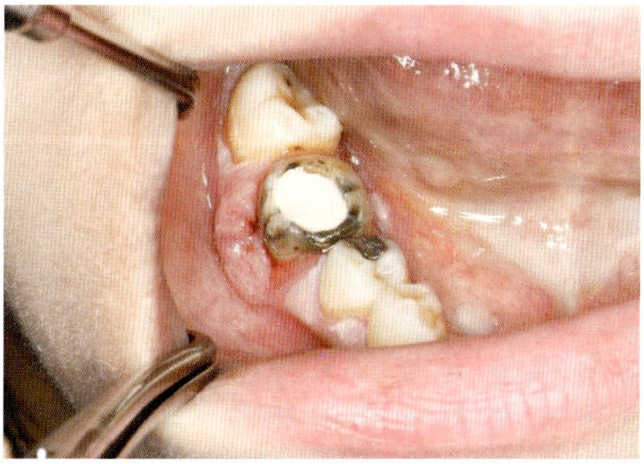

초진

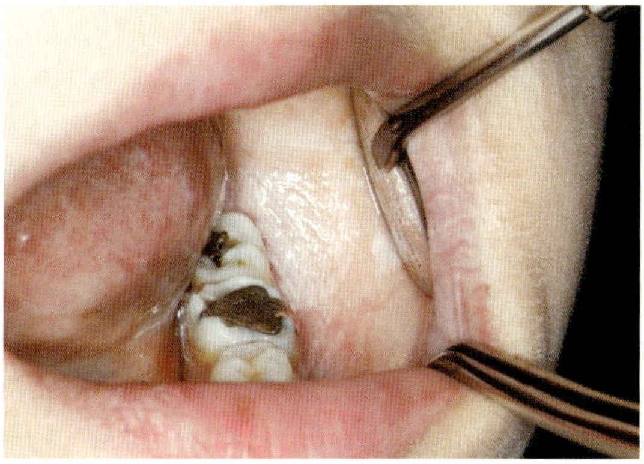

초진

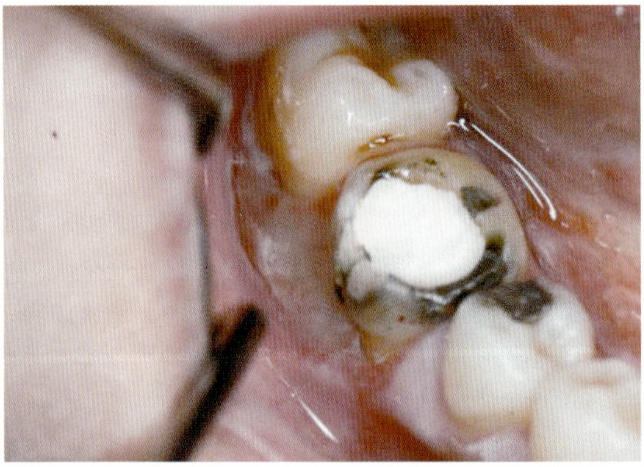

#46 치아의 협부 치은을 절제생검 후 약 2개월 된 사진

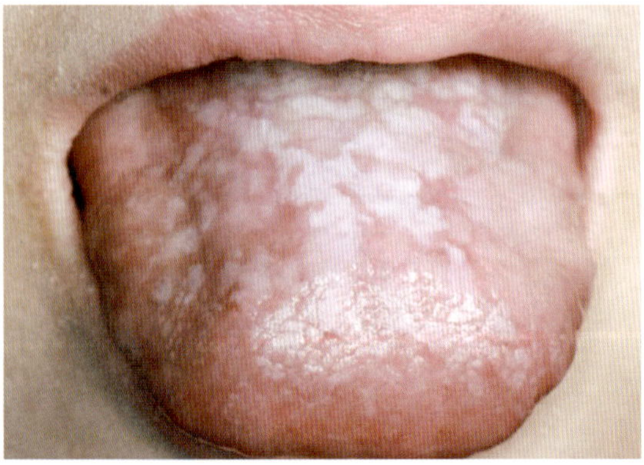

2개월 후. 혀의 병터는 변화 없음

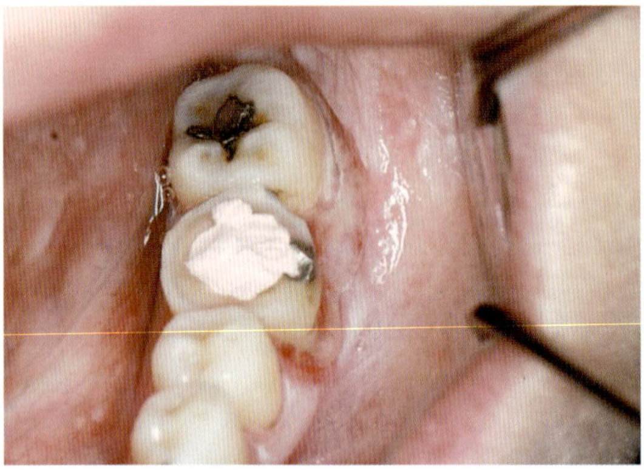

2개월 후. 좌측 치은 변화 없음

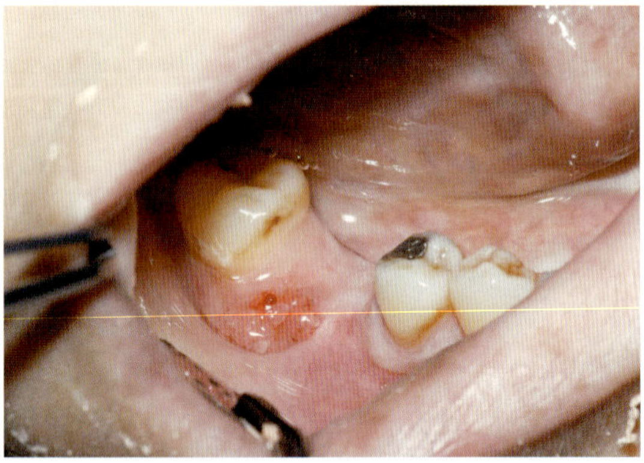

절제 7개월 후 #46 발치 부위에 재발된 종물 사진으로 편평세포암종으로 진단됨

치료 경과

- 2014년 1월: 증식성 사마귀모양백반증으로 진단
- 2014년 7월: 레이저 vaporization
- 2014년 10월: 편평세포암종으로 수술
- 2017년 5월: 재발
- 2017년 7월: 치은 출혈로 응급실 내원
- 2017년 10월: 사망

증례 08 84세 여성

주요 불편사항

- 틀니를 새로 제작하고 나서 좌측 볼 안에 무언가가 생겼으며 입천장이 빨갛게 되었음. 리스테린을 사용하였더니 입천장 부위가 하얗게 백태처럼 끼었음

병력기간

- 3~4개월

구강소견

- 입천장, 협점막에 백색반점이 존재함
- 통증 없음

전신질환 병력

- 골다공증(에비스타 1년 정도 복용)
- 흡연 및 음주 경력 없음

치과치료 병력

- 3년 전 상악 틀니 장착

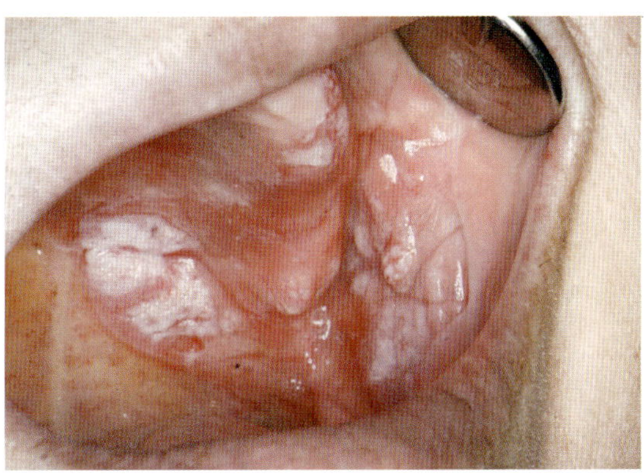

2010년 초진

치료 경과

- 2010년 9월 증식성 사마귀모양백반증 진단, 외과적 절제 및 레이저 vaporization
- 2011년 수차례 레이저 치료
- 2013년 레이저 vaporization, 외과적 절제
- 2014년 8월 구개부에 사마귀모양백반증 재발

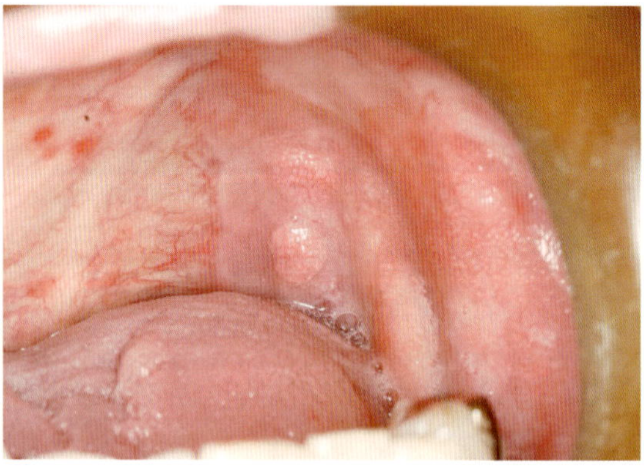

2014년 재발

증식성 사마귀모양백반증의 치료

- 사마귀 모양의 병소를 기저부를 포함하여 절제생검을 시행한다.
- 생검 후 CO_2 laser vaporization을 시행한다.
- 정기적으로 관찰하며, 크기 변화, 재발, 궤양 등의 소견이 보이면 전원한다.

2) 상피유두종(squamous papilloma)

- 구강점막을 덮고 있는 중층편평상피층의 양성 증식으로 손가락 모양으로 뻗은 양성종양이다.
- 각화층이 두터워 백색을 띠며, 정상점막으로부터 목이 있는 폴립의 형태나 목이 없이 기저부가 넓은 형태를 보인다.
- 호발 부위는 혀, 입술, 연구개이다.
- 치료는 외과적 절제술로, 유두종의 경우 재발하거나 악성으로 이행되지 않는다.

증례 01

76세 여성

주요 불편사항
- 좌측 아래 잇몸이 자람

병력기간
- 기억하지 못함

구강소견
- 좌측 상악 임플란트 치료 중 발견하였으며 통증 없음
- 치아 사이 목 없이 넓은 기저부를 가지며 유두상 표면을 가진 증식 병터임

전신질환 병력
- 고혈압(약명 미상)
- 당뇨(약명 미상)
- 고지혈증(약명 미상)
- 갑상선(약명 미상) 외 다수

진단
- 상피유두종

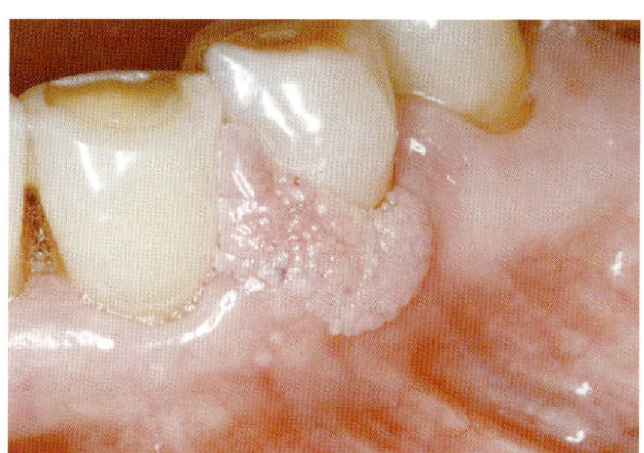

증례 02 63세 남성

주요 불편사항

- 침을 삼킬 때 우측 아래 부위가 불편하고, 우측 치아가 불편해서 치과에 갔더니 우측 입천장 쪽에 무언가가 생겼으며, 조직검사가 필요할지도 모른다고 함

병력기간

- 1년

구강소견

- 구개부에 백색 표면에 유두상 증식을 보이며 통증 없음

전신질환 병력

- 고혈압약 복용 중(약명 미상)
- C형간염, 약값이 비싸서 현재 약물 복용 안 하고, 간 수치가 높아 간장제(약명 미상)를 복용 중
- 아스피린 쇼크 병력 있음(1976년 1회)

진단

- 상피유두종

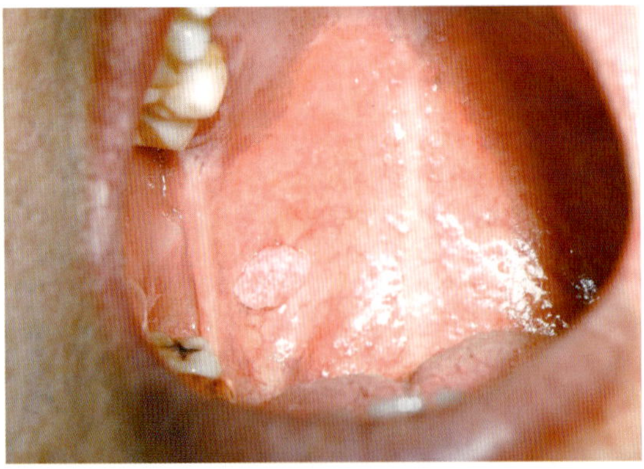

증례 03 41세 여성

주요 불편사항
- 혀 옆 부분이 하얗게 변하고 튀어나옴. 통증은 없으나 걸리적거리고 신경이 쓰임. 크기 변화는 없으며 색 변화만 인지했음

병력기간
- 1년

구강소견
- 혀의 측면에 0.5cm 정도의 백색 돌출 병터로 표면이 뾰족하게 튀어나왔으나 통증 없음

진단
- 상피유두종

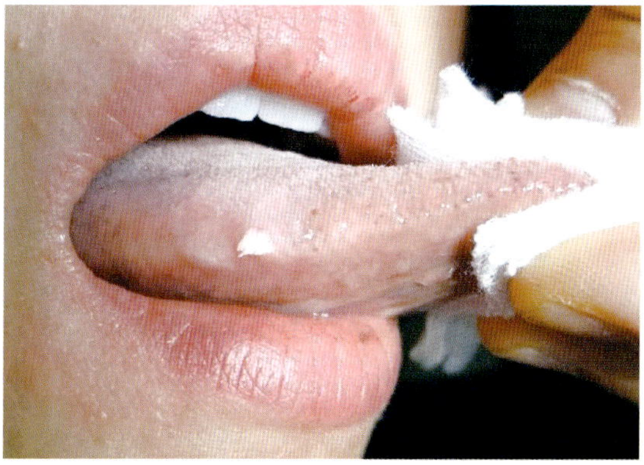

상피유두종의 치료

- 기저부를 포함하여 절제생검을 시행한다.
- 기저부가 작을 경우에는 창상을 봉합하고, 넓을 경우에는 전기소작기를 이용하여 지혈하거나, CO_2 laser vaporization을 시행한다.

3) 사마귀모양암종(verrucous carcinoma)

- 편평세포암종의 일종으로 외향성이며 사마귀 모양으로 증식한다. 전이를 하지 않아 예후가 매우 좋다.

증례 01 83세 여성

주요 불편사항

- 틀니를 오래 사용해서 잇몸에 염증이 생겼음. 소염제를 먹기 전에는 가만히 있어도 아팠고, 소염제를 먹고 나서는 맵고 뜨거운 음식을 먹으면 통증이 있음

병력기간

- 3~4개월

구강소견

- 하악 치조능선 및 구강저에 사마귀 모양 증식 병터
- 크기는 12×9mm
- 주위와 경계가 불분명하며 표면은 백색임
- 촉진에 통증이 있으며, 문질러도 벗겨지지 않음

전신질환 병력

- 갑상선기능저하증 약물 복용 중(신지로이드)

진단

- 사마귀모양암종

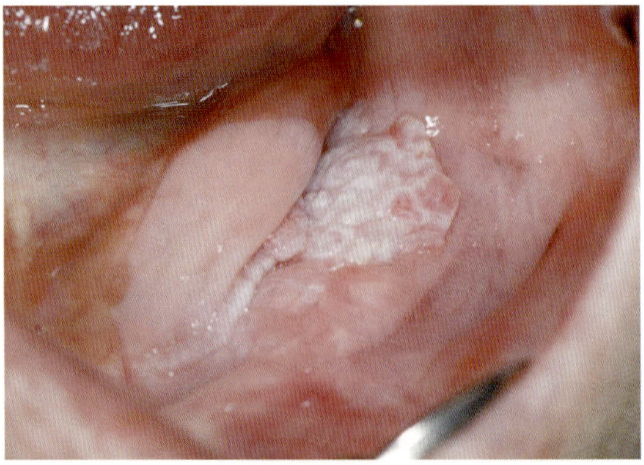

사마귀모양암종의 치료

- 침습성은 강하지 않지만 암종 수술 전 필요한 검사를 시행한다.
- 광범위한 절제(wide excision) 후에 합당한 재건술을 시행한다.
- 주기적인 추적관찰을 한다.

유두상 백색병터의 감별진단

	상피유두종	사마귀모양암종
통증	없음	없음
호발 연령	어린이, 30~50대	55세 이후 노인층
발생 부위	혀, 입술, 연구개	상악 전치부 순측 치은, 입술, 혀, 협점막
병터 크기	0.5cm 이하	1cm 이상
표면 특징	각화에 의한 백색 유두상	백색, 분홍빛, 붉은빛 사마귀 모양
재발, 악성 이행 여부	없음	20%에서 편평세포암종 동반
치료	보존적 외과적 절제	광범위 외과적 절제

4) 구강 편평태선(oral lichen planus)

- 중년에 호발하며, 여성과 남성의 발생 비율은 3:2이다.
- 협점막, 치은에 양측성으로 생기고 혀에도 발생한다.
- 백선이 그물 모양으로 나타나고 염증에 의한 홍반이 주위에 존재하며 때때로 미란이 관찰된다.
- 1.5%에서 편평세포암종으로 이행된다.
- 원인은 명확히 알 수 없지만 당뇨 환자, 정신적 스트레스가 심한 환자에서 자주 나타난다.
- 잘 맞지 않는 보철물의 착용이나 충치 주위 혹은 치과치료 후 증상이 악화되는 경향이 있다.
- 금속 알레르기 환자 또는 약물 알레르기 환자에서도 동반되는 경우가 있어 알레르기로 인한 구내염과 구분이 어렵다.

(1) 편평태선과 백반증과의 감별

- 혀에 발생하여 양측성 여부를 알 수 없는 경우 백반증과의 감별이 필요하다.
  - 구강내 타 부위에 백선을 포함하는 망상형 병터를 확인한다.
  - 혀에 존재하는 병터에도 그물 모양의 망상형 구조를 확인한다.
  - 스테로이드 처방의 효과 여부를 확인한다.

(2) 편평태선의 악성전환

- 임상적 중요성
  - 오래 지속되는 미란형
  - 정기적인 검진과 조직검사
  - 암을 일으키는 원인 요소 제거(구강 위생, 흡연, 음주 등)

증례 01 56세 여성

주요 불편사항

- 양쪽 볼 점막에 치아 자국이 났으며 매운 음식을 먹을 때 통증 있음

병력기간

- 8개월

구강소견

- 양측 협점막에 그물 모양 백선과 주위 홍반 염증 및 미란 존재
- 지속적 자발통(+), NRS 2~3
- 자극적인 음식에 통증 증가(+), NRS 7~8
- 비자극적인 음식에 통증 증가(−)
- 구강건조감 없음
- 안구건조감 없음

전신질환 병력

- 고혈압약 복용 중(약명 미상)
- 페니실린 알레르기
- 허리, 어깨 수술(4~5년 전)
- 1달 전 대상포진

진단

- 편평태선

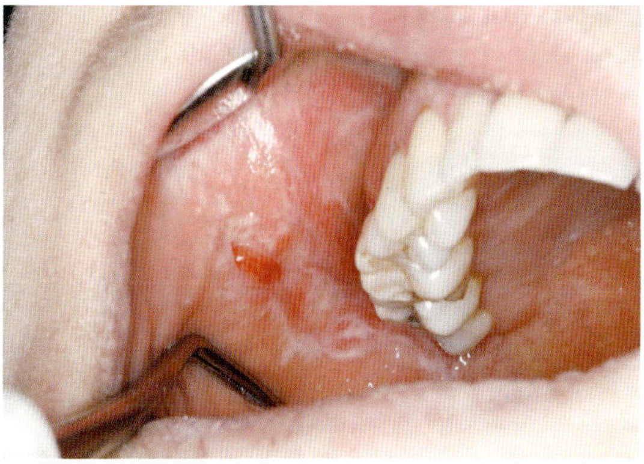

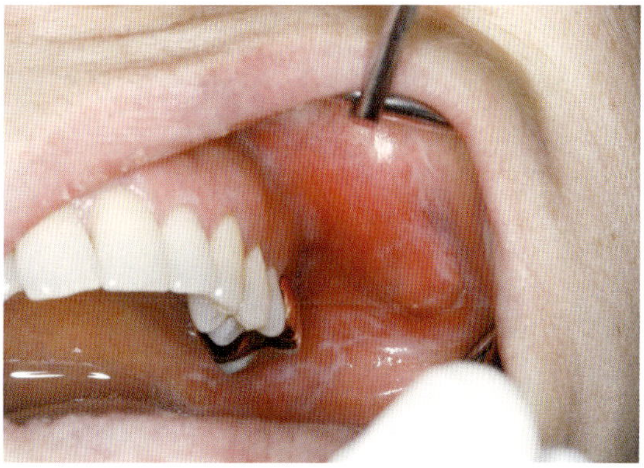

증례 02 65세 여성

주요 불편사항

- 잇몸이 헐었고 통증 있음

병력기간

- 임플란트 시술 후

구강소견

- 양측 협점막과 치은에 염증성 홍반과 백색병터가 혼재된 양상이며 미란 존재
- 악화와 완화 반복됨
- 자발통 없음
- 음식물이나 칫솔이 닿을 때 쓰린 통증 있음. NRS 4
- 금속 알레르기 있음. 쇠 목걸이 부착 후 목 두드러기가 발생함
- 생식기, 눈에 병터 없음
- 구강건조 없음
- 안구건조 없음
- 스트레스 심하지 않음

전신질환 병력

- 고혈압약 복용 중(약명 미상)
- 지방간약 복용 중(약명 미상)
- 골다공증 주사: 2회/년
- 대장용종

치과치료 병력

- #17, 26, 27, 32, 36, 37, 42, 47 치아에 임플란트 수술을 완료한 이후부터 잇몸이 헐고 닿을 때 쓰린 통증 증상이 나타나기 시작함
- 이비인후과의원에 내원하여 약물치료(약명 미상)를 7일간 처방 받았으나 전혀 효과 없음

진단

- 편평태선

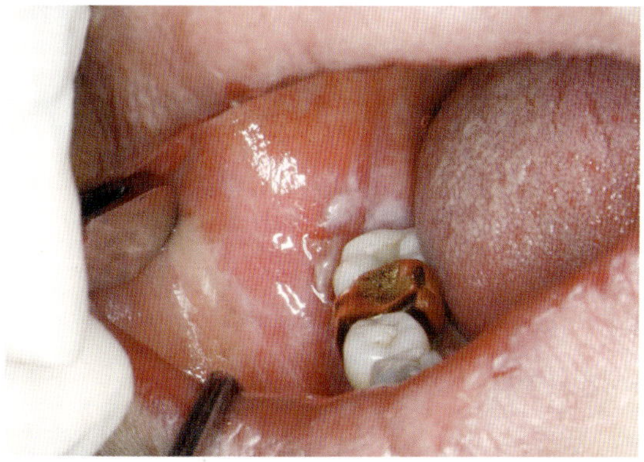

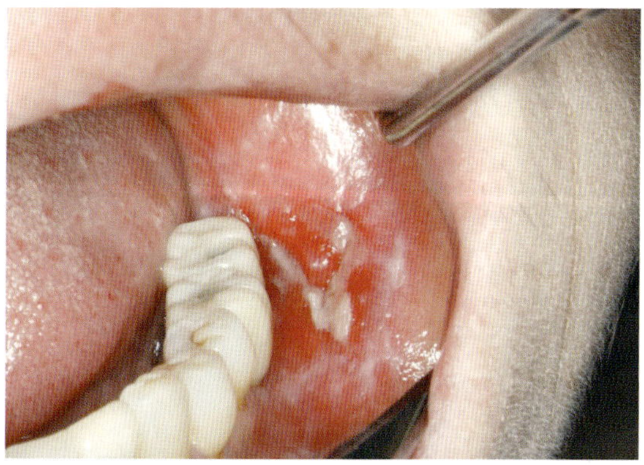

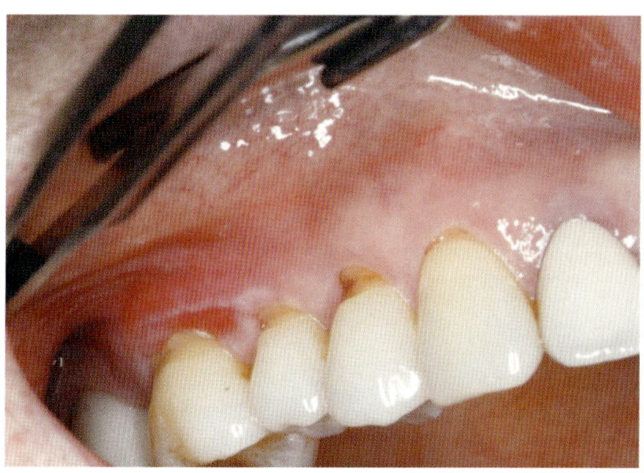

증례 03 58세 여성

주요 불편사항

- 입안 양쪽 어금니 옆 볼 쪽이 헐었음. 입을 움직이면 다친 곳이 벌어지는 느낌이 듦

병력기간

- 4~5개월

구강소견

- #37, 47 부위 양측 협점막에 백색병터
- 처음에는 우측에 생겼다가, 현재는 반대쪽으로 넘어간 것 같음
- 입을 잡아당기며 벌리면 살이 조금 벌어지고 통증 있음. NRS 2~3
- 구강건조감 없음
- 안구건조감 불확실함
- 자극적이지 않은 음식은 괜찮음
- 금속 알레르기 있음. 금을 제외한 금속 착용 시 목 주위가 따갑고 빨갛게 되어 간지러움
- 눈, 피부, 생식기 병터 없음

전신질환 병력

- 고혈압약 복용 중(올베틱)
- 갑상선기능저하약 복용 중(신지로이드)
- 항생제(아모라닉 크로아난) → 구토
- 금속 아닌 액세서리 → 피부염

치과치료 병력

- 15년 전, 10년 전 gold crown
- 3~4개월 전 temporary crown

진단

- 편평태선

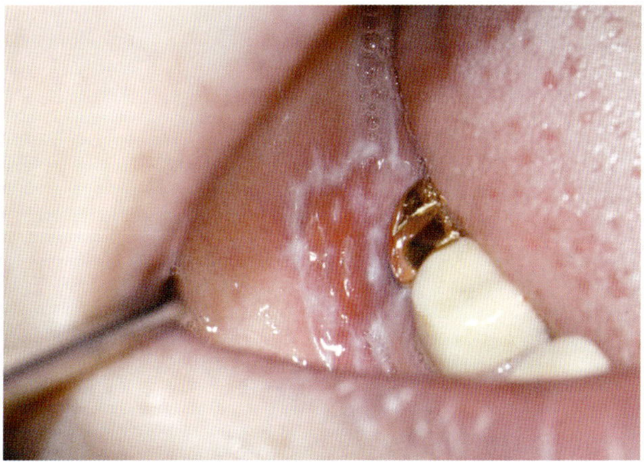

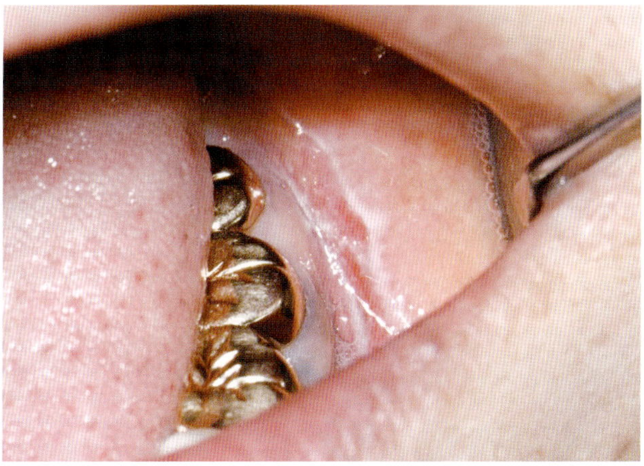

증례 04 49세 남성

주요 불편사항
- 10년 전 브릿지를 한 우측 아래 부위의 잇몸이 헐고 아픔

병력기간
- 수년

구강소견
- 우측 하악 협측치은과 은협이행부(vestibule)에 백색병터와 홍반병터가 혼재된 양상임
- 자극적인 음식에 통증 있음
- 금속 닿으면 피부염 발생함
- 흡연: 2갑/주
- 음주: 1회/주

진단
- 편평태선

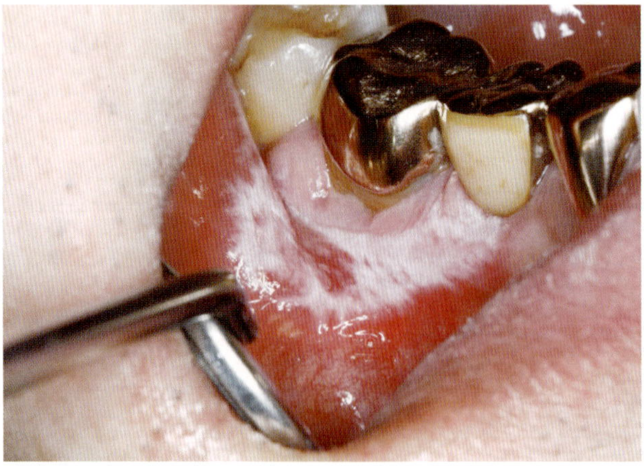

치료 경과

- 스테로이드 가글×8주 치료 후에도 자극적인 음식에는 지속적으로 통증 느낌. NRS 6~8
- 6개월 후 내원 당시 하악 치은, 은협이행부(vestibule) 백색, 홍반 병터가 혼재된 양상이 남아 있음

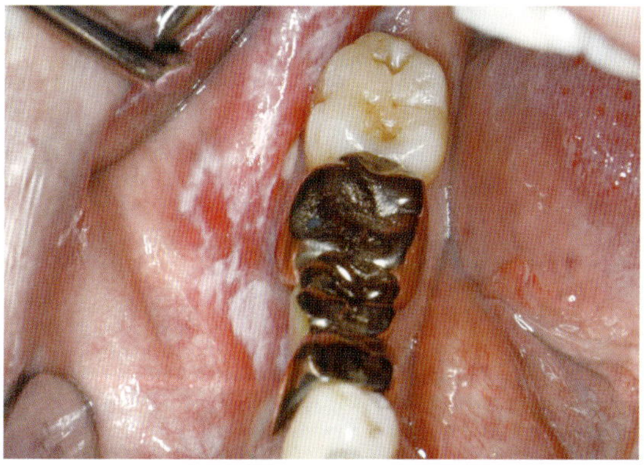

6개월 후

금속 알레르기가 있는 편평태선 환자

- 금속 알레르기로 인한 태선양 점막염(lichenoid mucositis)과 편평태선을 감별하기 어렵다.
- 증례 2와 같이 보철물 주위뿐만 아니라 다른 부위에도 홍반병터가 존재하는 경우 감별이 가능하다.
- 증례 3과 같이 보철물 주위에만 있는 경우 보철물 제거가 바람직하다.
- 증례 4와 같이 금속 알레르기가 있으면서 보철물 주위에만 병터가 존재하고 편평태선 치료 후에도 병터 치유 효과가 없는 경우 보철물 제거가 바람직하다.

증례 05 60세 여성

주요 불편사항
- 입안 양쪽과 혀 쪽이 헐었음

병력기간
- 2~3개월

구강소견
- 양측 협점막 및 혀의 배면(dorsal surface)에 백색병터
- 낫지 않고 계속 같은 위치임
- 구강건조감 있음
- 안구건조감 있음
- 자극적인 음식에 통증 있음. NRS 6

전신질환 병력
- 알레르기성 비염. 그 외에도 원인 미상의 알레르기로 두드러기가 나타남
- 무릎연골 수술(5년 전)

치과치료 병력
- Gold crown(10년 이상 전)

진단
- 편평태선

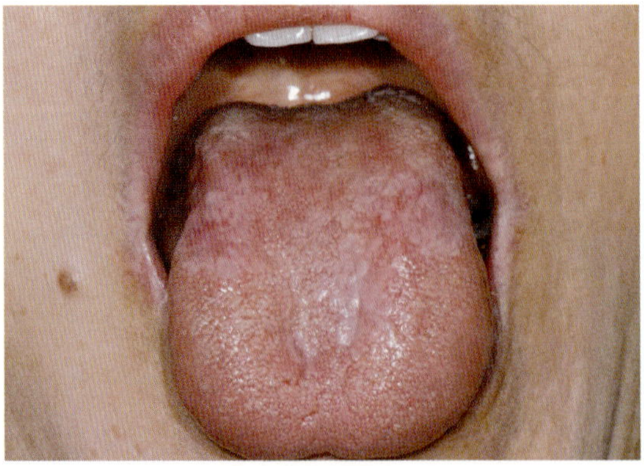

증례 06

78세 여성

주요 불편사항

- 혀에 하얗게 무언가가 생겨서 통증을 유발함

병력기간

- 틀니를 새로 장착한 이후(약 6개월 전)

구강소견

- 혀 배면에 그물 모양 백색병터와 홍반이 혼재된 양상
- 악화와 완화를 반복함
- 간헐적 자발통(+): 얼얼한 느낌. 1~2회/일. NRS 4
- 자극적인 음식에 통증 증가. 쓰리고 통증이 느껴짐. NRS 4~5
- 비자극적인 음식에 통증 증가. NRS 4~5
- 대화 및 저작 시 입천장, 치아 등에 닿으면 통증 있음
- 혀가 치아에 닿으면 통증이 심해져서 플라스틱을 물고 있으면 통증이 덜함
- 구강건조감 있음(2~3년 전부터 심함)
- 안구건조감 없음

전신질환 병력

- 고혈압, 부정맥 약 복용 중(약명 미상)
- 가끔씩 수면제(약명 미상) 복용

치과치료 병력

- 6개월 전 상악 완전의치, 하악 부분의치 장착

진단

- 편평태선

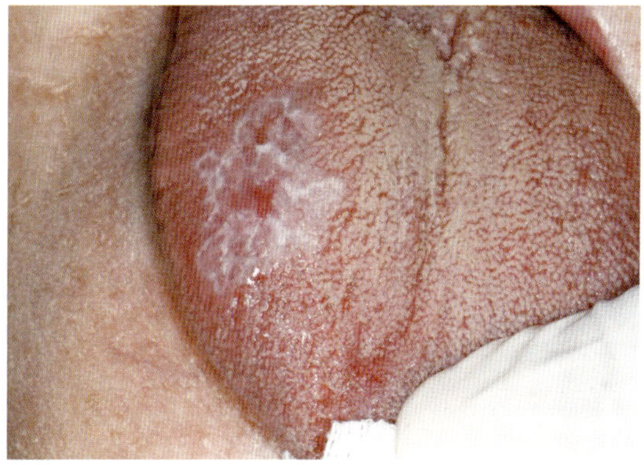

증례 07 58세 여성

주요 불편사항

- 입안의 좌측 위 안쪽이 아물지 않고 통증이 느껴짐

병력기간

- 2~3개월

구강소견

- 좌측 협점막의 백색병터
- 간헐적 자발통: 욱신거리고 묵직한 느낌. NRS 1~2
- 개구 시 통증 증가: 입을 벌릴 때 해당 부위가 찢어지는 듯한 느낌. NRS 5~6
- 접촉 시 통증 증가
- 악화와 완화를 반복: 평상시에는 생겼다가 없어지기를 반복함
- 구강건조감 있음: 3~4년
- 안구건조감 있음: 3~4년
- 비귀금속 알레르기 없음

치과치료 병력

- 8년 전 비슷한 증상으로 치료받음. 좌측 협점막에 편평태선으로 진단 및 치료 후 증상 개선되었음

진단

- 편평세포암종

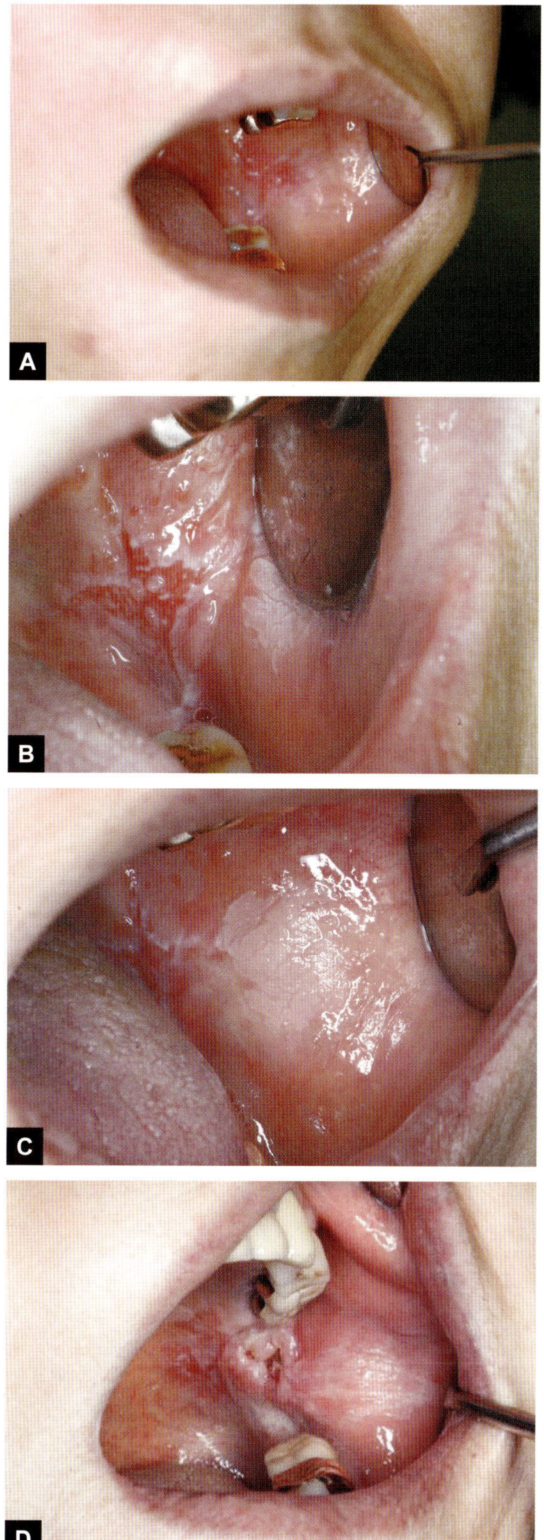

A, 8년 전 초진 사진. B, 초진 6개월 후. C, 초진 7개월 후. D, 초진 8년 후, 편평세포암종으로 이행.

구강 편평태선의 치료

- 치료 목표는 불편한 증상을 줄이거나 없애는 것이며 병변의 재발이 빈번하다.
- 망상형: 통증 및 발적이 없을 시에는 치료가 필요하지 않으며 경과 관찰만 시행한다.
- 통증을 일으키는 발적, 미란 및 궤양 병소가 있을 시에는 도포용 스테로이드 제제를 사용한다.
  - 구강용 스테로이드 연고: 3회/일, 면봉에 소량을 묻혀 얇게 병변 부위에 바른다(묻힌 연고의 양이 많으면 병소 부위에서 떨어져 나가거나 구강의 다른 부위에 묻을 수 있어 효과가 떨어짐). 연고를 바른 후 약 한 시간 이상 식음료, 양치를 자제한다.
  - 스테로이드 가글: 소론도정(Prednisolone 5mg) 6알을 한 봉지 기준으로 가루 형태로 제조하고 가루 한 봉지를 물 500mL에 녹여(일주일 분량) 3회/일, 가글 후 뱉고 약 한 시간 이상 식음료, 양치를 자제한다.
  - 스테로이드 제제 사용 시에는 부작용 및 금기증에 대한 숙지가 필요하다.
- 스테로이드에 반응이 없는 병터는 도포용 면역억제제(cyclosporine, tacrolimus)의 단기간 시도가 가능하나 부작용에 대한 모니터링이 필수적이므로 관련 전문의 진료를 권장한다.

5) 백색해면모반(white sponge nevus)

- 유전성 백색병터
- 사춘기에 시작
- 양측성 구강점막에 상피증식, 과각화로 두껍고 주름진 백색병터
- 무증상
- 치료 불필요

증례 01

59세 남성

주요 불편사항	• 치과치료 중 우연히 발견함
병력기간	• 사춘기 이후
구강소견	• 양측 협점막, 구개부에 두꺼운 백색반점이 존재함 • 통증 없음
진단	• 백색해면모반

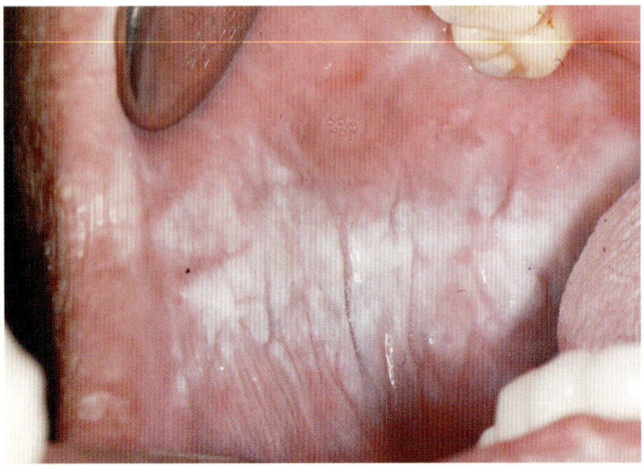

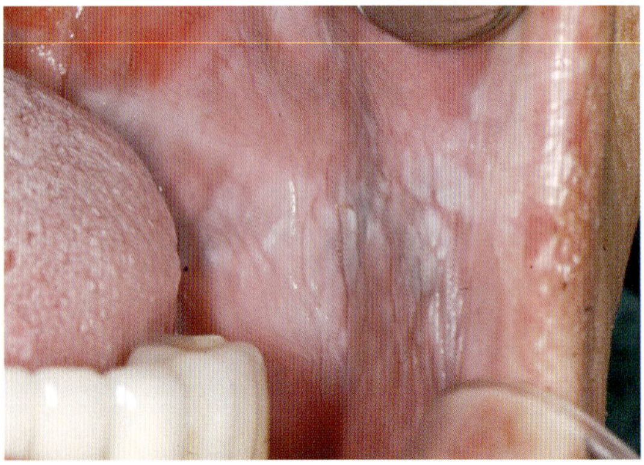

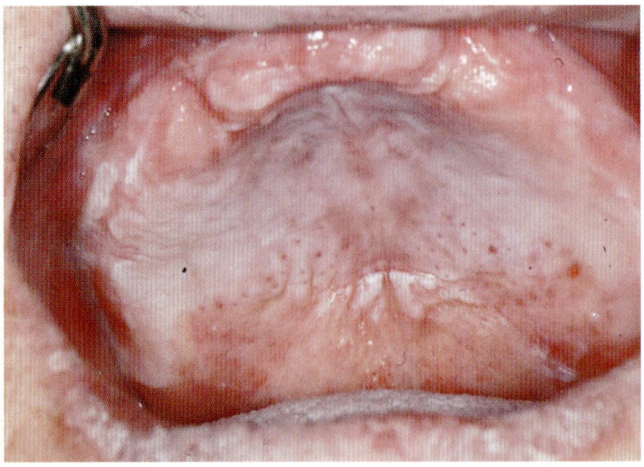

증례 02 23세 여성

주요 불편사항

- 구강점막과 입술 등의 백색 변화로 인해 심미적 문제가 발생함

병력기간

- 사춘기 이후

구강소견

- 협점막, 순점막, 치은, 구개, 혀, 구강저 등에 양측성으로 백색의 두꺼운 점막 비후가 존재함
- 점막 표면의 이물감, 불편감 있음
- 구강건조증 있음
- 통증 없음
- 가족력 있음. 어머니와 여동생(19세) 모두 같은 구강소견 보임

진단

- 백색해면모반

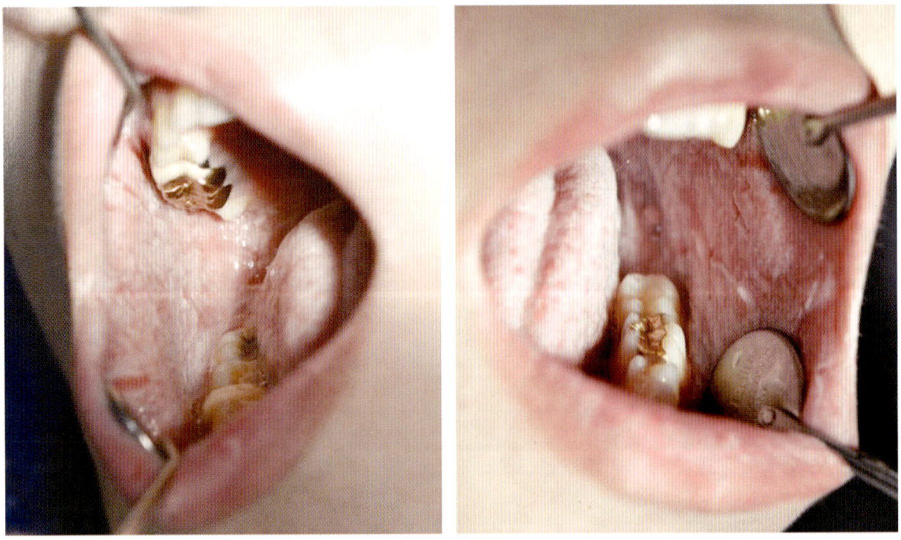

23세 언니

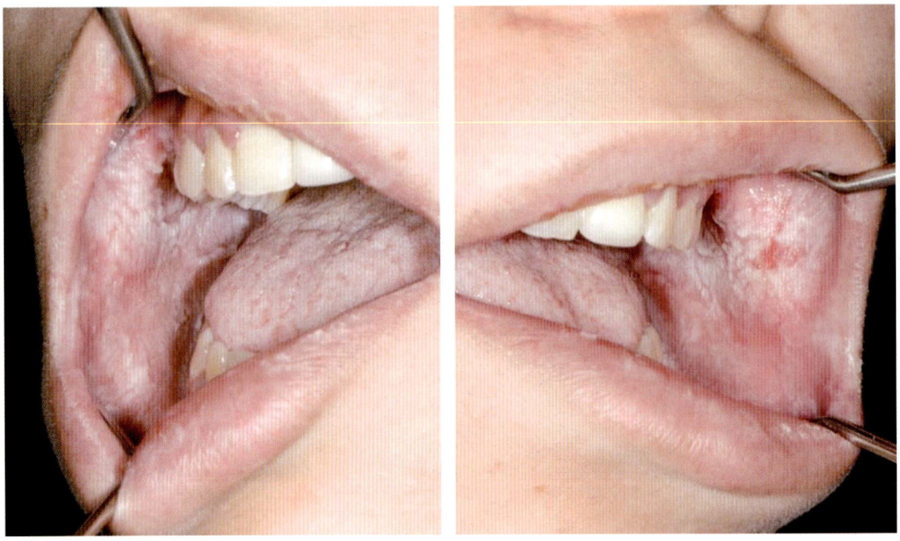

19세 동생

참고문헌

김학진, 양동현, 장향란, 김진, 최아진, 신경진, 허종기, 박광호. 한국인 가족에 발생한 백색 해면상 모반 증례. 대한구강악안면병리학회지. 2017;41(6):295-300.

비탈락형 백색병터의 감별진단

	편평태선	백반증	백색해면모반
통증	Yes	No	No
양측성	Yes	No	Yes
사마귀모양증식	No	Yes	No
홍반	Yes	Yes or No	No
그물모양백선	Yes	No	No
가족력	No	No	Yes
스테로이드효과	Effective	No	No
치료	국소 스테로이드	외과적 절제, 레이저, 정기검진	불필요

제 2 장

구강점막 궤양성 병터의 감별진단

1 임상에서 흔히 만나는 구강점막의 궤양성 병터

2 단독 궤양의 감별진단

3 다발성 궤양의 감별진단

01 임상에서 흔히 만나는 구강점막의 궤양성 병터

- 종양성: 악성종양이 증식하면서 괴사로 인한 궤양(malignant ulcer)
- 외상성: 교합, 잇솔질 등에 의한 외상성 궤양(traumatic ulcer)
- 감염성: 헤르페스 바이러스 감염에 의한 궤양(herpetic ulcer)
- 염증성: 아프타 궤양(aphthous ulcer)

1) 감별 포인트

① 궤양의 단독, 다발성 여부

② 궤양의 크기

③ 궤양의 모양, 경계부·기저부의 특징

④ 외상에 대한 병력 확인

⑤ 병터의 성장 여부

⑥ 환자가 병터를 인지한 기간

2) 구강점막의 궤양성 병터

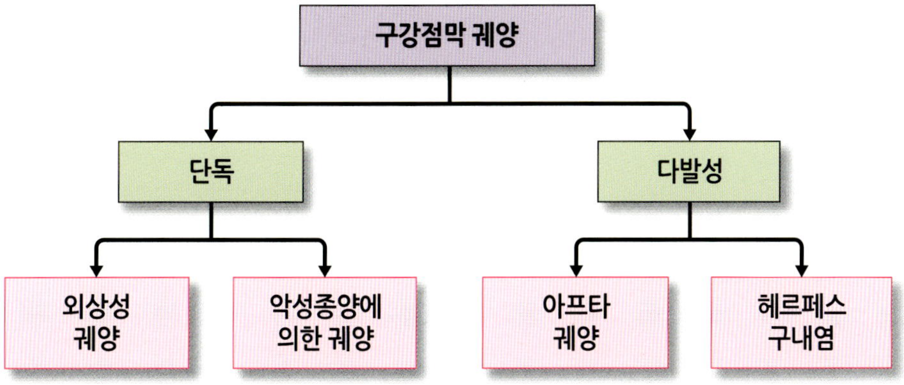

02 단독 궤양의 감별진단

1) 외상성 궤양(traumatic ulcer)

- 날카로운 음식, 저작 시 점막 씹기, 심한 잇솔질, 입술이나 혀를 씹거나 빠는 습관, 뜨거운 음식이나 음료로 인한 화상
- 혀, 입술, 협점막 등 외상이 쉽게 올 수 있는 부위
- 모든 연령층에 발생한다.
- 노인 연령층이 증가함에 따라 잇솔질로 인한 궤양이 증가 추세이다.
- 병력기간: 1주~8개월로 다양하다.

외상성 궤양의 특징

- 궤양 크기: 시간이 경과해도 크기의 변화가 없다.
- 궤양 기저부: 비교적 깨끗하며 홍색이다.
- 궤양 경계부: 명확하다.
- 테두리: 궤양 주위 정상조직의 과각화와 상피증식으로 궤양 테두리가 백색으로 말리는 모양이다.

증례 01

81세 여성

주요 불편사항

- 좌측 혀에 궤양이 생겼는데 시간이 지나도 낫지 않음

병력기간

- 15일

구강소견

- 혀 측면에 0.5×0.5cm 크기의 궤양
- 궤양 기저부는 홍색으로 깨끗하며 경계가 명확함
- 백색의 테두리
- 출혈 없음
- 촉진 시 통증 있음
- 자발통 없음
- 음식물 섭취 시 통증 증가. 매운 음식이나 뜨거운 음식은 괜찮음
- 금속 알레르기 없음
- 구강건조증 있음
- 눈, 생식기관 병터 없음

전신질환 병력

- 관절통 있음

진단

- 외상성 궤양

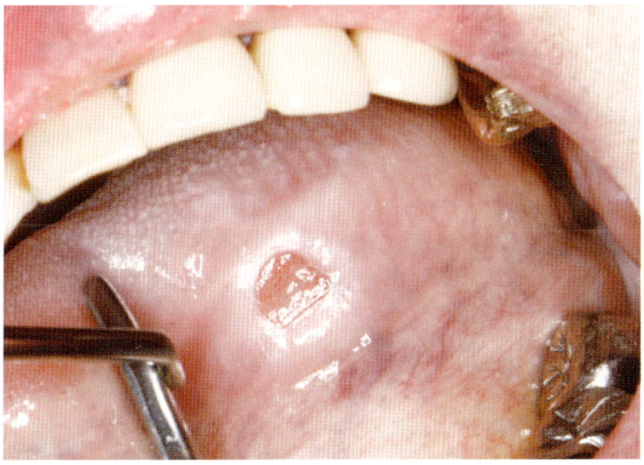

초진

증례 02 77세 남성

주요 불편사항

- 혀 아래가 얼얼하고 통증이 느껴짐

병력기간

- 1개월

구강소견

- 혀 후방부와 배쪽 면 궤양
- 자발통 있음. NRS 3~4
- 맵거나 짠 음식 먹을 때 통증 증가. NRS 5~6
- 구강건조감 있음
- 안구건조감 있음

진단

- 외상성 궤양

치료

- 초기 처방:
  - 스테로이드 가글×1(3회/일, 1분 함수 후 뱉을 것)
  - Peridex oint×1(가글 후 사용)
  - Xerova spray×1(수시로 분무)
- 1주 후 처방
  - Tx. solondo, mucosta 1T tid for 7 days, diflucan 5 mL qd hs for 7 days
  - Peridex ointment, xerova spray

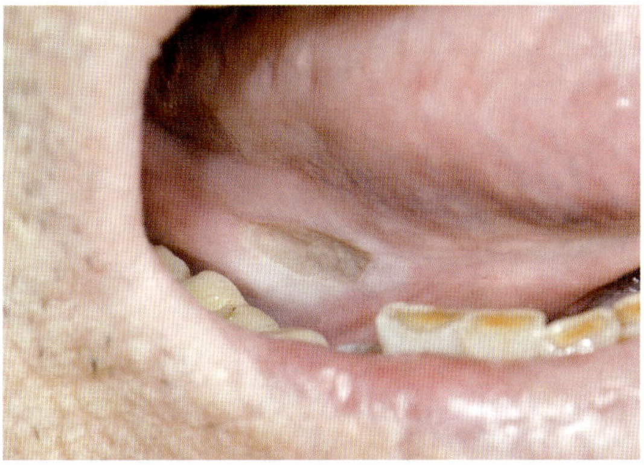

초진

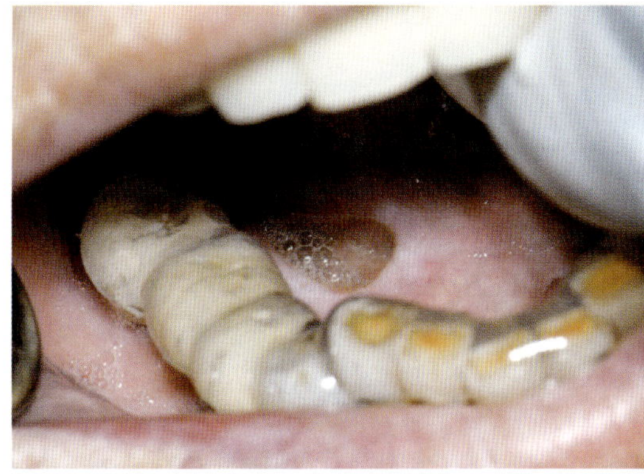

처치 1개월 후

치료 경과

- 1개월간 스테로이드 국소 도포, 국소 주사 치료하였으나 초진 시에 비하여 병소 크기 점차 증가
- 조직검사: 궤양 및 급만성 염증 및 육아조직
- 우측 하악 구치에 의한 병소 자극 완화를 위하여 mouth guard 사용

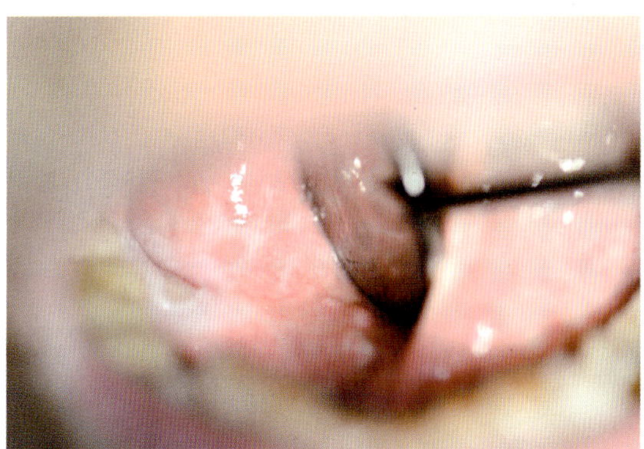

Mouth guard 사용 후 궤양 감소

증례 03 81세 여성

주요 불편사항
- 혀 우측 안쪽에 구멍이 생겼고 통증이 있음

병력기간
- 6개월

구강소견
- 우측 혀 배면 궤양
- 궤양 기저부는 깨끗하며 경계가 명확함
- 백색 및 분홍색의 테두리
- 구개부 및 혀 배면(dorsal surface) 위막형 캔디다증 동반
- 자발통이 심함(NRS 10: 자살하고 싶을 정도)
- 일반적인 음식 섭취가 어렵고 밥을 물에 말아먹어야 함
- 양치도 어려움
- 구강 건조감 있음

전신질환 병력
- 손 떨림 증상 때문에 먼 거리에 있는 한의원을 다니면서 피로가 쌓임

복용 중인 약물
- 손 떨림 증상(trihexin)
- 혈압, 당뇨, 소화 불량(약명 미상)

진단
- 외상성 궤양

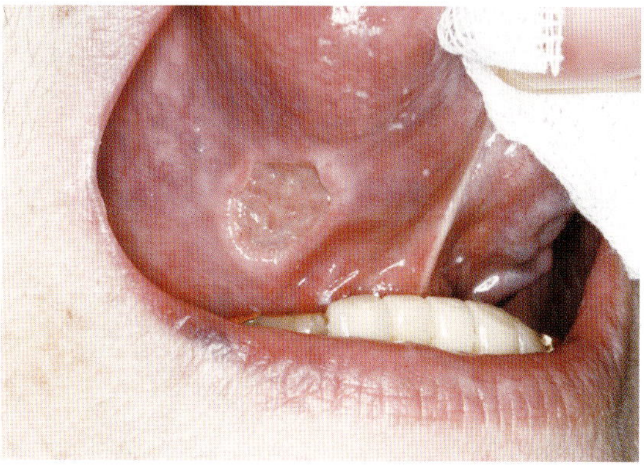

초진

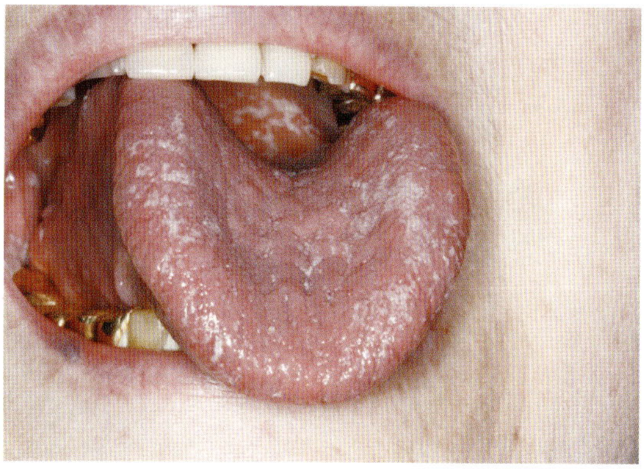

초진

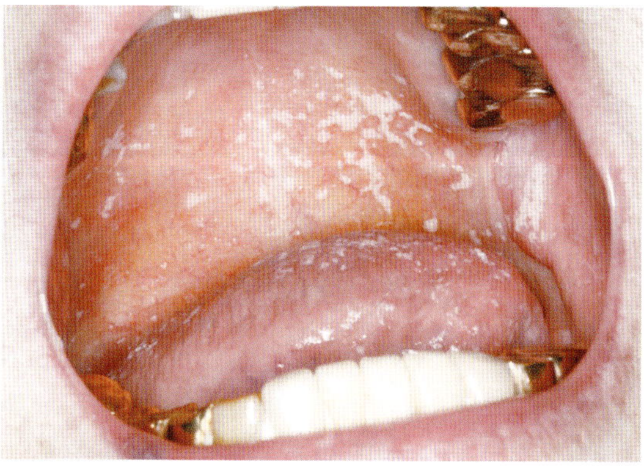

초진

치료 병력

- 이비인후과: 약 복용(약명 미상), 효과 전혀 없었음
- 이비인후과: 곰팡이 균이 있다는 이야기를 들음, 약 복용(항생제 포함, 약명 미상), 약을 복용할 때는 통증 감소하였지만 재발함
- 한의원: 심장에 열이 많다는 이야기를 들음. 한약 복용, 효과 없었음
- 대학병원 이비인후과: Tantum, P-A gargle, 항생제, 진통소염제, 소화제, Oramedy 처방. 사용 시에 통증 감소하였으나 재발

처방 및 치료

- Dilfucan 5mL×14 days
- 울티클×2박스
- Peridex×1 tube
- Xerova spray×1 tube
- Lidocaine viscus×1 bottle
- 병터내 스테로이드 주사

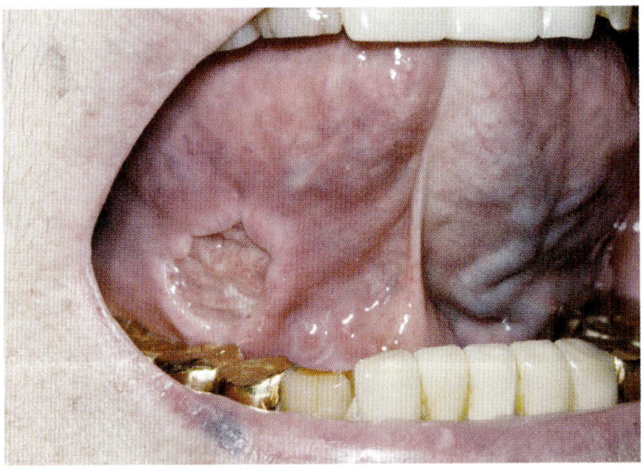

치료 2주일 후

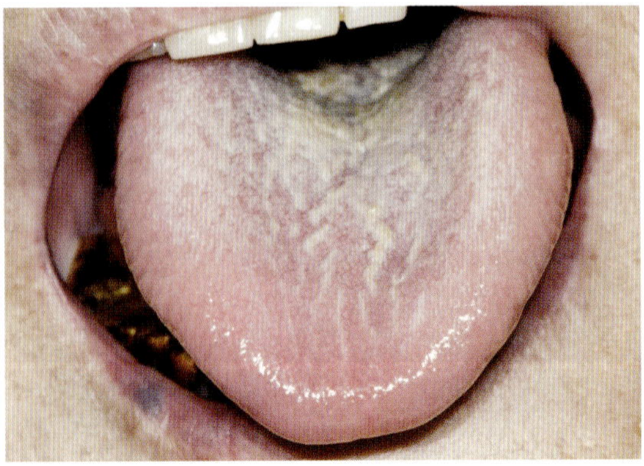

치료 2주일 후

치료 경과

- 외상성 궤양 크기가 감소되지 않아 2개월 후 외과적 절제
- 3개월 후 첫 번째 궤양은 치유되었으나, 다른 부위에 다시 궤양 발생

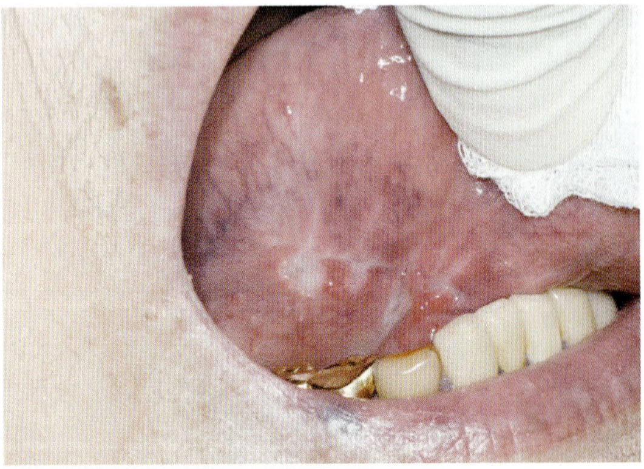

외과적 절제 후 치유된 사진

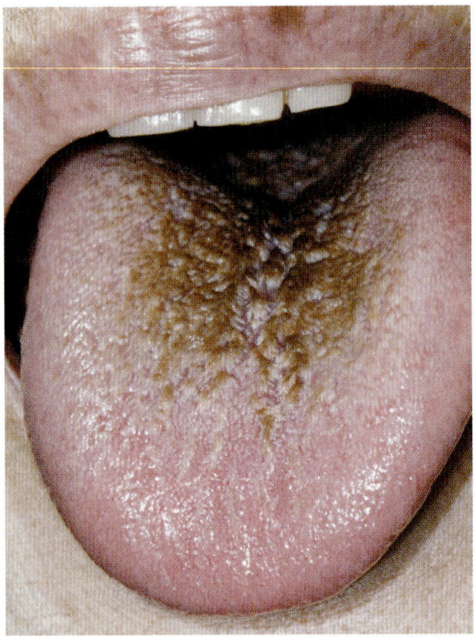

Hairy tongue 발생

증례 04

8세 10개월 여아

주요 불편사항

- 혀 아래가 헐었음

병력기간

- 2주

구강소견

- 혀 배면 궤양
- 잇자국이 있음
- 궤양 테두리를 따라서 백색 말리는 경계부
- 아파서 밥을 잘 못 먹고 있음
- 혀를 내미는 증상이 최근 다소 오래가고 있음

전신질환 병력

- Tic disorder(약 복용 중)

진단

- 외상성 궤양

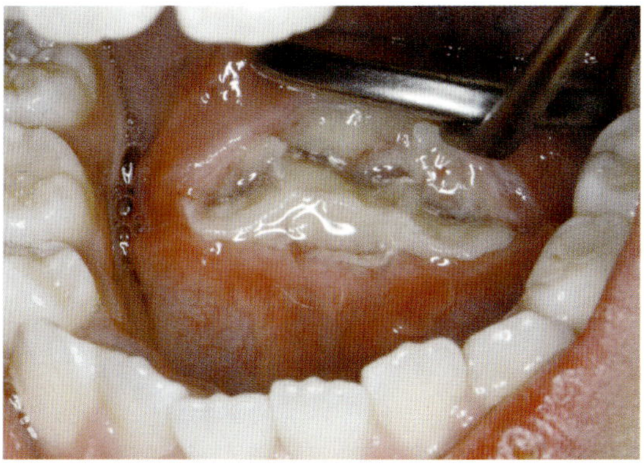

초진

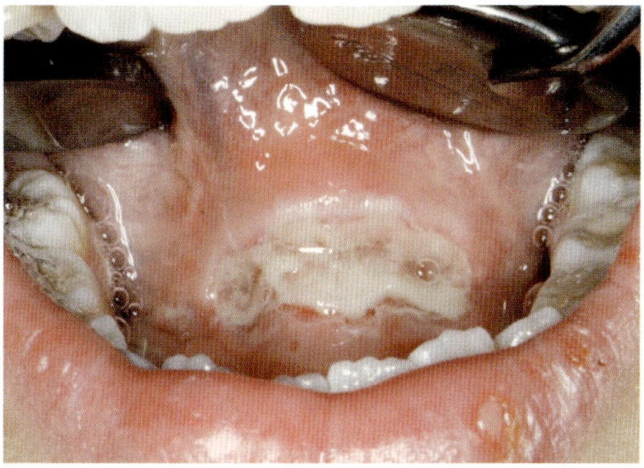

2주일 후

외상성 궤양의 치료

- 원인 제거
- 2차 감염 예방
- 통증 완화 처방

6개월이 경과해도 완전한 치유를 보이지 않을 경우 외과적 절제로 치유 효과를 기대할 수 있으나, 원인이 계속 남아있을 경우 다른 부위에 병터 재발이 가능하다.

2) 구강 편평세포암종에 의한 궤양(malignant ulcer)

- 구강암에 의한 궤양은 암세포가 빠르게 성장하면서 영양공급을 받지 못하여 괴사에 인해 궤양이 형성되거나, 입안으로 튀어나오면서 저작에 의하여 궤양이 발생될 수 있다.
- 원인: 흡연, 음주, 방사선조사, 암 유발 바이러스 감염, 면역억제 등

암 궤양의 임상적 특징

- 궤양 크기: 시간이 경과함에 따라 점차 커짐
- 궤양 기저부: 암세포의 괴사에 의한 궤양으로 괴사성 조직으로 덮이며 불규칙
- 궤양 경계부: 불규칙한 경계부
- 촉진: 딱딱하고 일반적으로 통증이 없음
- 궤양 주위에 백반증 동반
- 심한 악취

증례 01

61세 남성

주요 불편사항

- 자극적인 음식을 먹으면 혀 가장자리가 화끈거림

병력기간

- 10개월

구강소견

- 혀 측면을 따라서 경계가 불명확한 넓은 궤양(4×6cm)이 있음
- 자발통 없음. NRS 4
- 출혈 성향 있음
- 개구 장애 있음

치과치료 병력

- 7년 전 구강암 수술 후 방사선 치료 3개월 받았음

진단

- 편평세포암종

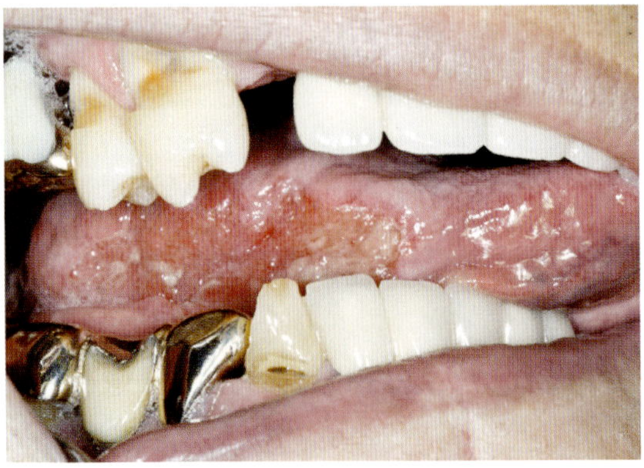

증례 02 59세 남성

주요 불편사항
- 혀 궤양

병력기간
- 1개월

구강소견
- 1cm 크기 궤양
- 궤양 주위 백색병소
- 촉진 시 동통을 호소하였으나 출혈 없음
- 경부림프절 확대 없음
- 혀의 움직임 제한 없음

전신질환 병력
- 현재 고혈압약 복용 중이며 그 외 전신질환 없음

진단
- 편평세포암종

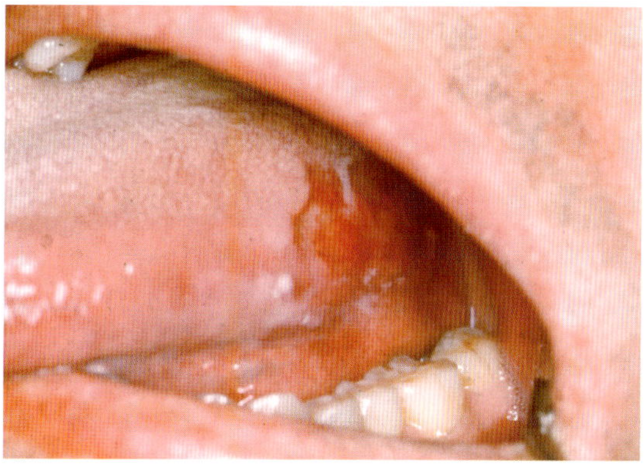

증례 03 51세 남성

주요 불편사항
- 하악 앞쪽 치은의 궤양

병력기간
- 6개월

구강소견
- 하악 치은에 불규칙한 경계를 보이는 궤양 있음
- 통증과 종창 있음
- #42, 42, 31: Per(+++), Mob(+) with deep probing depth
- 양측 악하림프절 비대
- 흡연: 40년

전신질환 병력
- 폐결핵

진단
- 편평세포암종

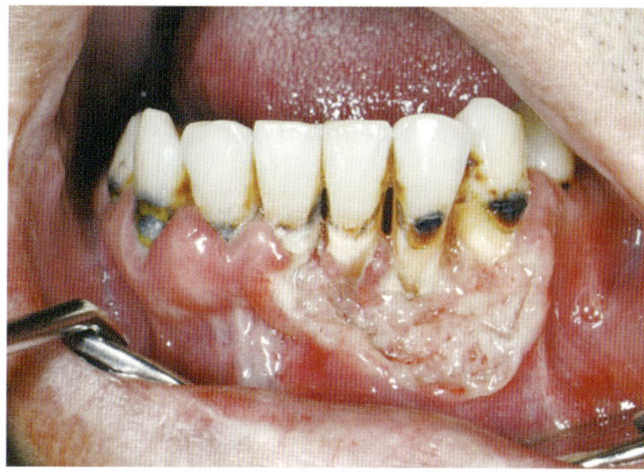

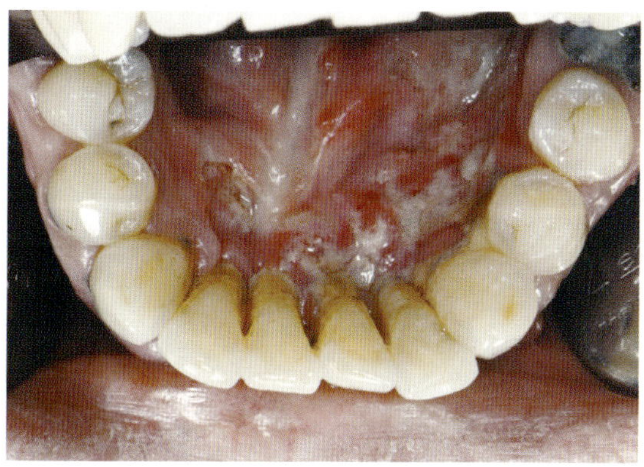

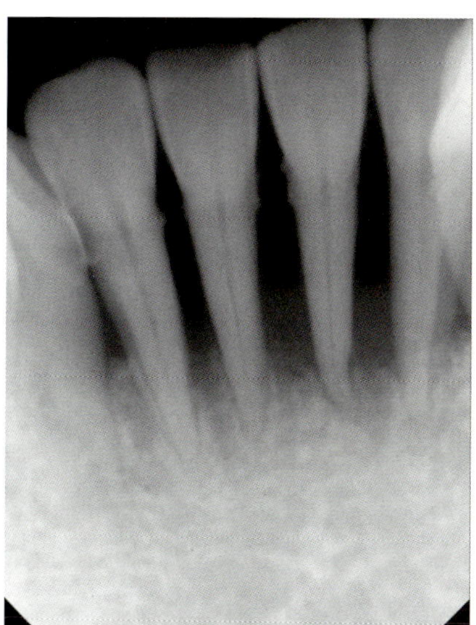

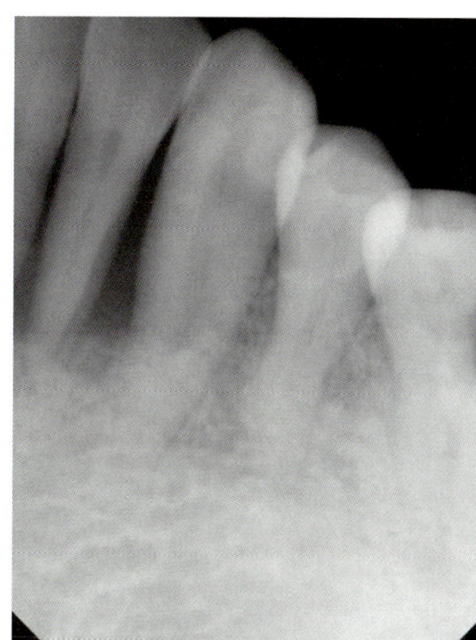

증례 04 35세 남성

주요 불편사항

- 어릴 때부터 우측 뺨 안쪽에 1cm 크기 혹이 있었는데 갑자기 커짐

병력기간

- 2개월

구강소견

- 2×3cm 크기의 궤양이 협점막에 있음
- 기저부가 괴사조직으로 지저분함
- 궤양의 모양이 불규칙하며 경계부 불명확함
- 자발통 없으나 자극이 가해지면 통증 있음
- 항생제 복용에 효과 없음

진단

- 편평세포암종

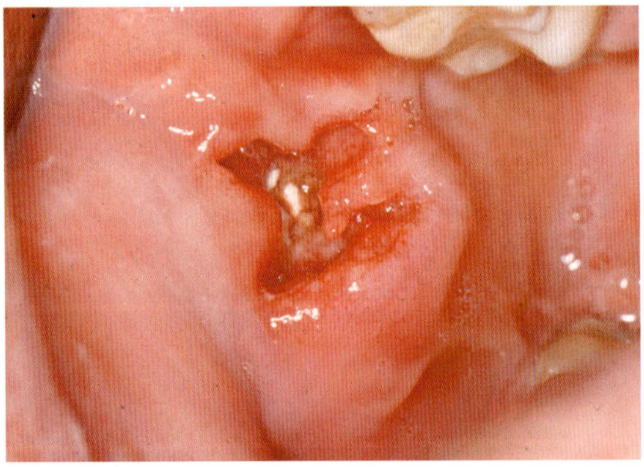

편평세포암종의 치료

- 초진 시 병력 청취 및 사진 촬영
- 조직생검
- 필요한 영상 촬영, 조직생검에 의한 영상 왜곡이 있을 수 있으므로 필요하면 먼저 영상을 촬영할 수 있으며, 아말감, 크라운, 임플란트 등에 의한 영상 왜곡을 고려하여 필요한 조치가 선행될 수 있다.
- 임상 및 영상 소견을 바탕으로 cancer staging을 하고 수술 범위 및 방사선 치료, 항암치료 등의 계획을 환자와 보호자에게 설명해야 한다.
- 광범위 외과적 절제 및 재건술
- 구강 기능 회복을 위한 보철, 재활 치료 및 재발, 2차성 종양 발생 여부 등에 관한 주기적인 관찰이 필요하다.

외상성 궤양과 악성궤양의 감별 포인트

① 궤양 경계부: 명확하며, 백색으로 말려 있다.

② 궤양 기저부: 깨끗하다.

③ 주위조직: 백반증을 동반하지 않는다.

④ 궤양 크기 변화: 커지지 않는다.

↓

외상성 궤양

외상성 궤양과 악성궤양의 감별진단

	외상성 궤양	악성궤양
통증	있음	무통~통증
궤양 크기	병력기간 동안 커지지 않음	급성장 경향
경계부	명확하며, 백색 말리는 테두리	불명확하며, 결절성 테두리
기저부	깨끗한 홍색	불규칙한 괴사성
주위 점막	정상	백반증, 홍반증
깊이	얕고 일정함	깊고 불규칙함
원인	날카로운 음식, 심한 잇솔질 등	암세포 증식에 의한 괴사성 궤양
치료	원인 제거, mouthguard	외과적 광범위 절제, 항암치료

03 다발성 궤양의 감별진단

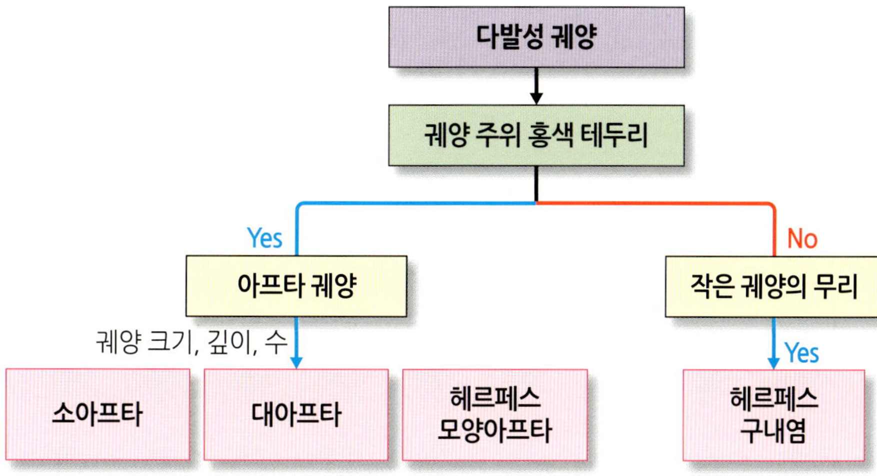

1) 아프타 궤양(aphthous ulcer)

- 면역학적 기전으로 발생하는 재발성 구내염
- 전형적으로 소아프타의 경우 비각화 점막, 즉 협점막, 입술점막, 혀 배쪽면, 연구개, 구강저, 은협경계부(mucobuccal fold)에 발생하며, 경구개나 부착치은에는 발생하지 않는다. 그러나 대아프타의 경우는 모든 부위에 발생한다.

(1) 소아프타

- 단독 혹은 다수(1~5개) 발생
- 크기는 1cm 이하
- 동그랗거나 타원형
- 궤양 기저부는 균일한 회백색 내지 노란색의 괴사막으로 덮인다.
- 균일한 두께의 홍색 테두리를 보인다.
- 1~2주에 상처 없이 치유된다.

(2) 대아프타(Sutton's ulcers)

- 1~3cm 크기의 궤양
- 1개 또는 여러 개의 궤양 형성
- 수 주~수개월 지속된다.
- 어느 부위에나 발생하나 순측 점막, 연구개, 목구멍 편도에 호발한다.
- 상처를 남기면서 치유된다.

(3) 헤르페스모양아프타

- 1~2mm 크기의 궤양이 10~100개 정도 덩어리를 이루면서 다수 발생한다.
- 비각화, 각화 점막 모두에 발생한다.
- 1~2주에 치유된다.
- 헤르페스 바이러스와 관련이 없다.

(4) Behçet's disease와의 감별

- 생식기 궤양, 눈의 염증, 소화기관 염증을 동반하는 증후군과의 감별
- 이 증후군의 99%에서 구강궤양이 동반되며 다른 기관에 염증이 발생하기 전에 시작된다.
- 궤양의 수는 6개 이상, 유형은 세 가지 모두 나올 수 있다.
- 발생 부위는 일반적인 아프타에서 잘 생기지 않는 연구개, 구강인두에 호발한다.
- 궤양은 불명확한 경계를 가지며 홍색 테두리가 더 크다.
- 이 증후군이 의심될 경우 Pathergy test를 해야 한다.
- Pathergy test: 소독된 20gauge 크기의 주사기를 비스듬히 피하 주사하고 하루 혹은 이틀 후에 투베르쿨린 반응이나 고름집의 피부 반응이 생기면 양성이다.

증례 01 54세 남성

주요 불편사항

- 입안의 여러 곳이 돌아가면서 헐음. 이번처럼 많이 난 것은 처음임

병력기간

- 10년 이상(이번 궤양: 3일)

구강소견

- 양측 협점막, 협측치은(#22, 46, 47), 설측치은(#24, 25) 혀 등쪽면 및 배쪽면
- 1~2주 지나면 치유됨
- 피부병터 없음
- 구강건조감 없음
- 안구건조감 없음
- 눈, 생식기관 병터 없음

진단

- 소아프타

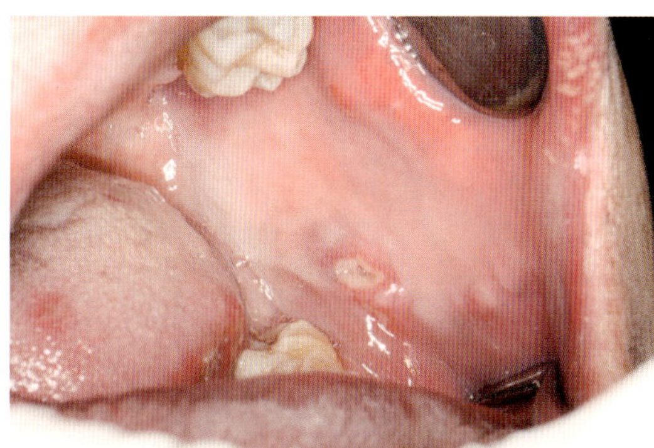

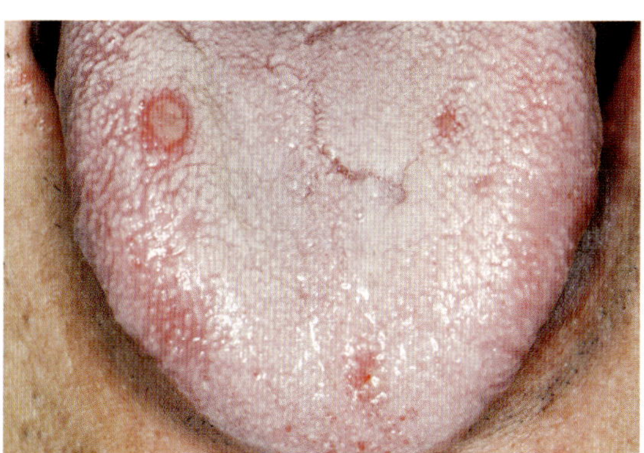

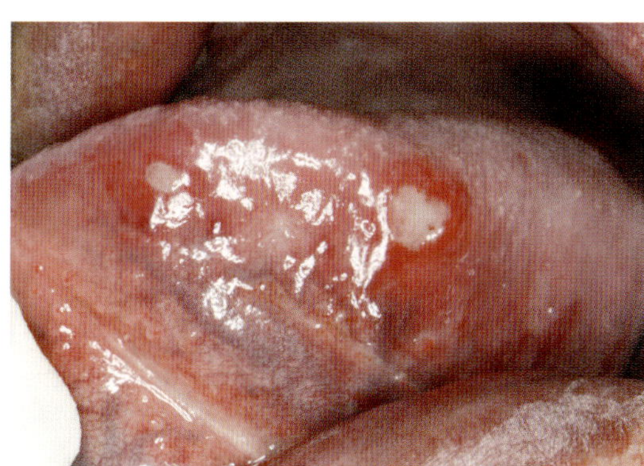

증례 02 59세 남성

주요 불편사항
- 말을 하지 못할 정도로 입안에 구내염이 심함

병력기간
- 3개월

구강소견
- 좌측 아래 사랑니 뒤쪽에 궤양이 처음 생기고, 그 후 협점막, 목젖, 혀, 전정 등에 발생하였음
- 크기: 0.5×0.5cm~2×2cm
- 궤양 주위에 일정한 두께의 홍색 테두리

전신질환 병력
- 치질 수술
- 담석증 수술
- 교통사고

치과치료 병력
- #26 발치

진단
- 대아프타

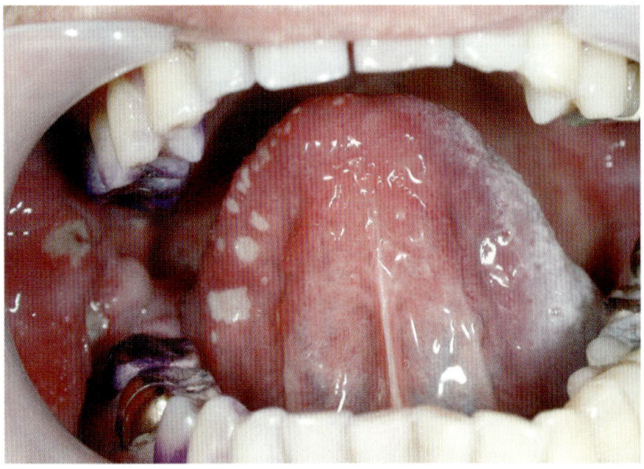

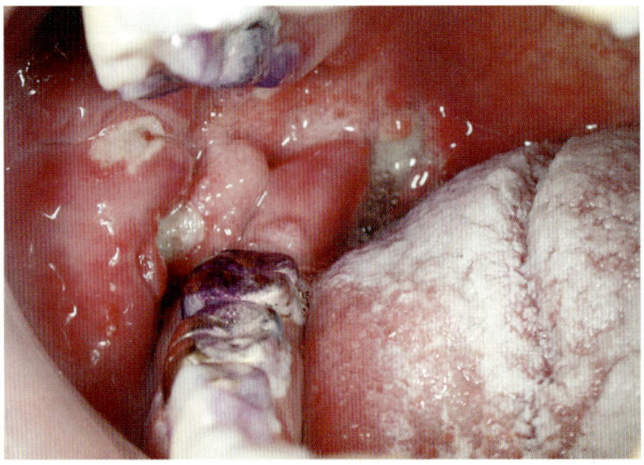

증례 03 29세 여성

주요 불편사항

- 혀 밑이 헐고 통증이 느껴짐

병력기간

- 1주일

구강소견

- 혀 밑 구강저 부위에 10개 이상의 여러 개의 궤양이 보임
- 크기: 0.5~1cm
- 궤양 주위에는 홍반성 테두리를 보임

치료 병력

- 입안이 자주 헐었다고 함. 기타 특이사항 없음

진단

- 헤르페스모양아프타

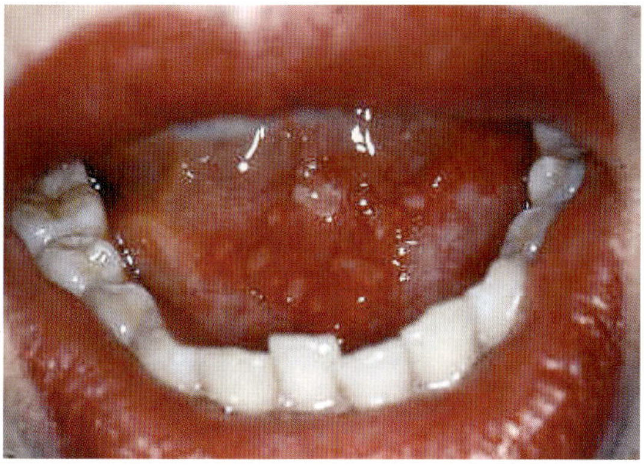

아프타 궤양의 치료

- 소아프타는 2주 이내 치유가 되므로 궤양의 크기가 작고 병변 개수가 적을 때는 치료를 요하지 않는다.
- 불편감이 있을 경우 도포용 마취제나 스테로이드 제제를 사용할 수 있다.
  - 구강용 스테로이드 연고: 3회/일, 면봉에 소량 묻혀 얇게 궤양 부위에 바른다(묻힌 연고 양이 많으면 병소 부위에서 떨어져 나가거나 구강 다른 부위에 묻을 수 있어 효과가 떨어진다). 연고를 바른 후 약 한 시간 이상 식음료, 양치를 자제한다.
  - 스테로이드 가글: 궤양이 광범위하게 발생했을 때 사용한다. 소론도정(Prednisolone 5mg) 6알을 한 봉지 기준으로 가루 형태로 제조하고 가루 한 봉지를 물 500mL에 녹여(일주일 분량) 3회/일, 가글 후 뱉는다. 약 한 시간 이상 식음료, 양치를 자제한다.
- 크기가 크고 잘 낫지 않는 대아프타 궤양에는 스테로이드를 국소적으로 병소에 주사한다.
  - 트리암시놀론 주사(Triamcinolone acetonide 40mg/mL): 1회 0.2~1mg씩 10mg까지 최소 주 1회 간격으로 주사한다.
  - 스테로이드 사용 시 발생하는 부작용과 금기증에 대한 숙지가 필요하다.

2) 재발성 헤르페스 구내염(recurrent herpetic stomatitis)

- 일차감염 후 감각신경섬유를 따라서 이동하여 자율신경절에 남아 있다가(주로 삼차신경절) 이차감염된다.
- 호발 부위는 입술의 홍선을 중심으로 감염된다.
- 전구증상: 통증, 작열감, 가려움, 얼얼하다.
- 입술헤르페스: 다수의 홍색반점으로 시작하여 물집 형성 후 2일 이내 터지고 7~10일 이후 치유된다.
- 부위: 각화상피에 국한된다(경구개, 부착치은).
- 재발성 구내염: 1~3mm 물집으로 시작하여 터지면서 홍색반점의 덩어리를 이루고 상피가 떨어져 나가면 노란색의 괴사막을 가진 궤양이 형성된다.

증례 01 58세 남성

주요 불편사항

- 1~2주 전에 뜨거운 것을 먹고 나서 입천장에 잇몸이 파였는데 낫지 않음 음식을 씹는 것이 불편하고 맵고 뜨거운 것을 먹을 때 불편함

구강소견

- 부위: #16, 17, 26, 27 구개부 홍색반점
- 자발통 있음. 불편한 정도. NRS 1~2
- 음식 먹을 때 통증이 느껴짐. NRS 6~7
- 피부, 생식기관 병터 없음
- 발열 없음
- 피로감 있음
- 물집 생기지 않음

전신질환 병력

- 2주 전 고혈압약(세비카정, 딜라트렌)을 먹기 시작했는데 이것이 상피의 지연된 치유와 연관이 있는지 궁금함. 어제부터 죽을 먹고 양치도 물로만 하고 있음

진단

- 헤르페스 구내염

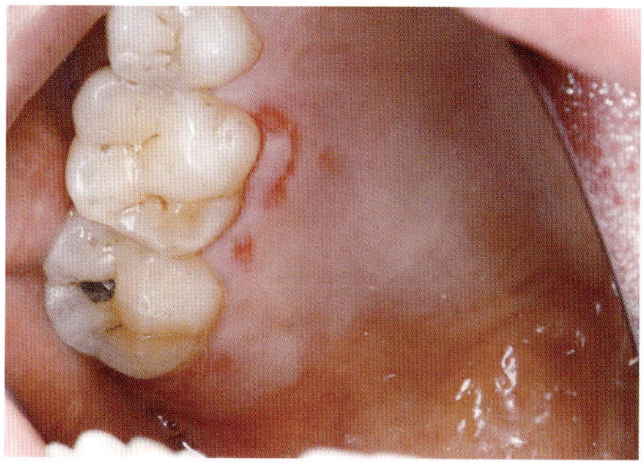

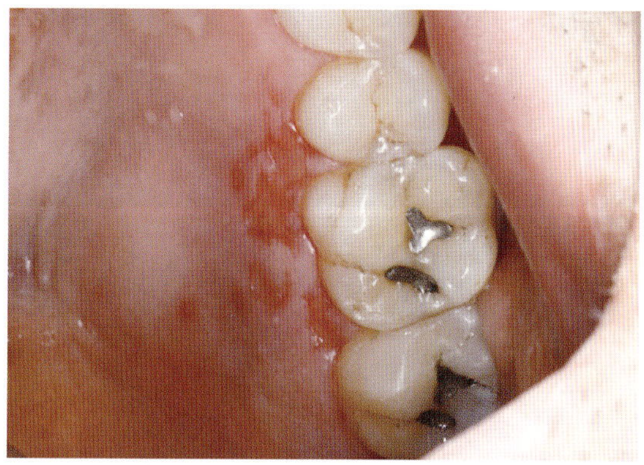

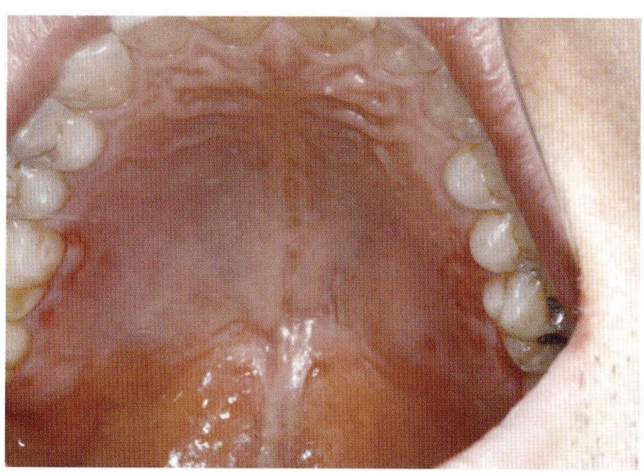

증례 02 71세 남성

주요 불편사항

- 입안이 헐었음

병력기간

- 약 2년 전(최근 병터: 약 2개월)

구강소견

- 양측 협점막, 혀 배쪽면, 입술점막
- 처음에는 물집이 잡혔음
- 물집이 터지면서 그 부위가 헐음
- 악화와 완화 반복됨
- 약 1년 전에 아랫입술 점막 피부 부위에서 시작됨
- 약 2달 전에 혀 아래 부위에서 시작됨 → 자연적으로 터짐, 이후에 여기저기로 번짐
- 전구 증상 없음
- 피부병터 없음
- 발열 없음

전신질환 병력

- 조절 안 되는 당뇨
- 쓸개 제거(약 1년 전)
- Stent 시술
- 고혈압약 복용 중

진단

- 헤르페스 구내염

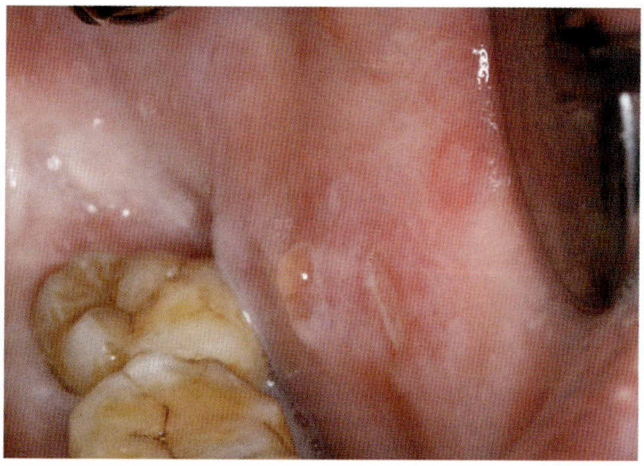

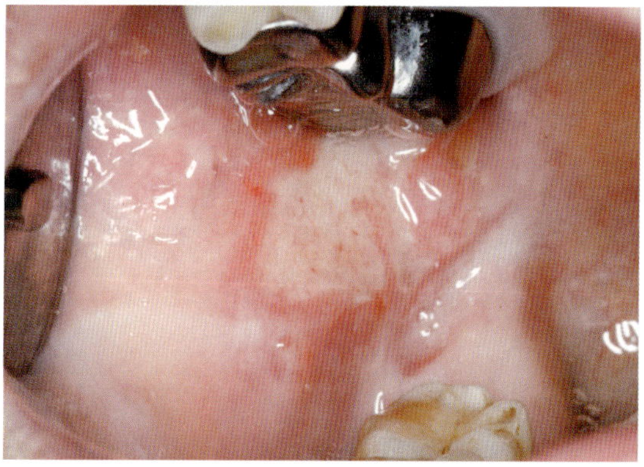

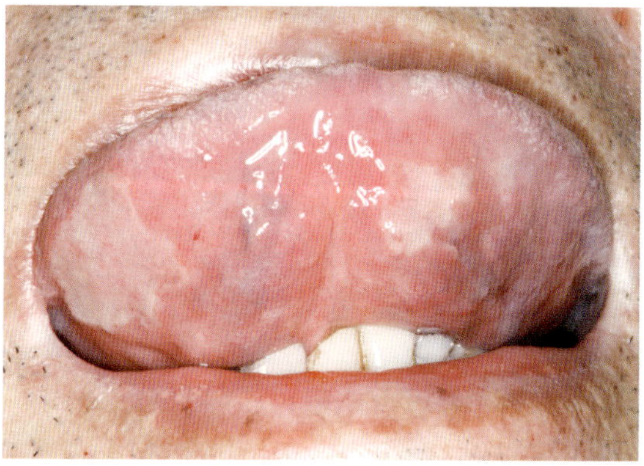

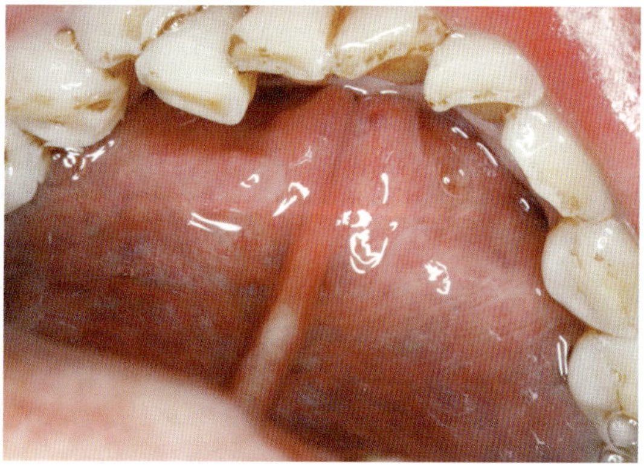

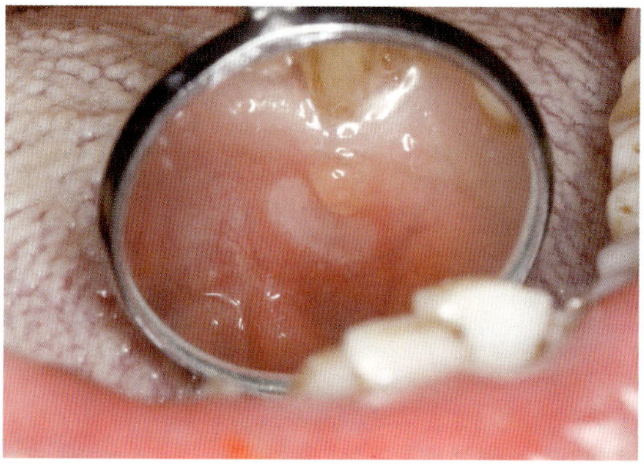

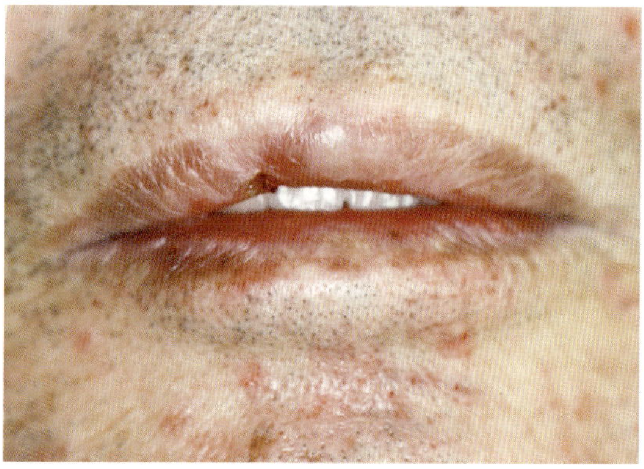

재발성 헤르페스 구내염의 치료

- 일반적으로 2주 이내 자연치유된다.
- 항바이러스제 사용 시 병터의 크기, 지속 기간, 통증, 감염력을 줄일 수 있다.
- 항바이러스제는 전조증상 또는 병소 초기에 사용해야 효과가 있다.
- 도포용 아시클로버크림(50mg/g): 5회/일(4시간 간격), 5일간 면봉으로 도포한다.
- 경구용 아시클로버정(200mg): 잦은 재발 및 병소의 크기가 크고 광범위하게 발생하는 경우 사용한다. 1일 5회, 1회 200mg씩 4시간 간격으로 5일간 복용한다.

아프타 궤양과 재발성 헤르페스 구내염의 감별 포인트

① 물집이 있다.
② 발생 부위: 부착치은, 경구개 등 각화 점막
③ 홍색반점 및 궤양의 병터가 모여 뭉쳐서 덩어리를 이룬다.

↓

재발성 헤르페스 구내염

아프타 궤양과 재발성 헤르페스 구내염의 감별진단

	아프타 궤양	재발성 헤르페스 구내염
통증	있음	있음
궤양 수	소아프타: 1~5 대아프타: 1~10 헤르페스모양: 10~100	다수, 물집이 터져서 생김
호발 부위	소아프타: 비각화 부위, 즉 협점막, 입술점막, 혀 배쪽면, 연구개, 구강저, 은협경계부 대아프타: 모든 구강점막, 특히 입술점막, 연구개, 목구멍편도	일차성: 입술홍선 주위, 경구개, 부착치은 재발성: 입술, 각화점막(부착치은, 경구개)
궤양 경계	명확하며, 홍색 테두리	미란성 궤양의 덩어리
궤양 기저부	노란색 괴사조직막	홍색반점 또는 노란색 괴사막
궤양 크기	소아프타: 3~10mm 대아프타: 1~3cm 헤르페스모양: 1~3mm	1~3mm의 궤양이 덩어리를 이룸
궤양 깊이	소아프타: 얕고 치유 후 상처 없음 대아프타: 깊고 치유 후 상처 있음	얕고 치유 후 상처 없음
치료	스테로이드 국소 도포	항바이러스제 국소 도포

제 3 장

홍반병터의 감별진단

1 임상에서 흔히 만나는 구강점막의 홍반병터

2 증식에 의한 홍반병터

3 염증에 의한 홍반병터

4 감염에 의한 홍반병터

01 임상에서 흔히 만나는 구강점막의 홍반병터

- ▶ 증식성: 홍반증(erythroplakia)
- ▶ 염증성: 다형홍반(erythema multiforme)
  약물성 구내염(drug-induced stomatitis)
- ▶ 감염성: 홍반성 캔디다증(candidiasis)

1) 감별 포인트

① 홍반병터의 단독, 다발성 여부

② 약물 복용 병력

③ 면역력 저하의 전신 상태

④ 병력기간

⑤ 병터의 성장 여부

2) 구강점막의 홍반병터

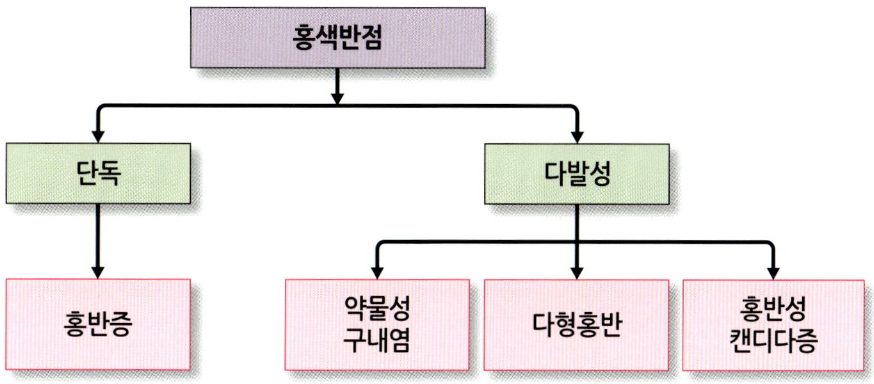

02 증식에 의한 홍반병터

1) 홍반증(erythroplakia)

- 편평세포암종을 일으키는 전암병소의 일종으로 홍색반점으로 나타나지만 조직학적으로는 암종 51%, 중등도 이상 상피이형성 49%를 보인다.
- 백반증에 비하여 구강점막에는 드물게 나타난다.

증례 01 57세 여성

주요 불편사항
- 혀가 헐었음

병력기간
- 6~7개월

구강소견
- 혀 우측 배쪽면에 1×0.5cm의 홍색반점
- 촉진에 통증 있음
- 경계가 명확하지 않음
- 출혈 양상 없음

진단
- 중등도 상피이형성을 보이는 홍반증

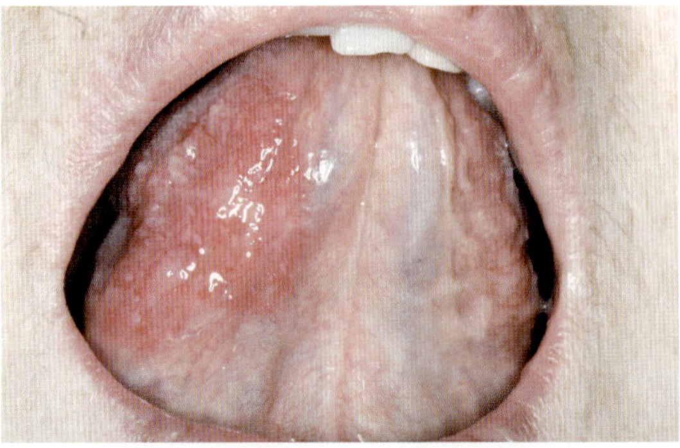

증례 02

76세 여성

주요 불편사항

- 혓바닥이 꺼칠꺼칠하고 따가우며 맵고 짠 음식에 통증이 커짐

병력기간

- 오래전으로 정확히 기억하지 못함

구강소견

- 혀의 배쪽 측면에 홍색반점
- 자발통 있음. 따가운 느낌. NRS 8
- 자극적인 음식에 통증 증가
- 구강건조감 있으나 안구건조감은 없음

치료 경과

- 초진 진단: 상피이형성 동반된 홍반증
- 6개월 후: 결절상 증식과 궤양이 동반됐으며 편평세포암종으로 진단됨

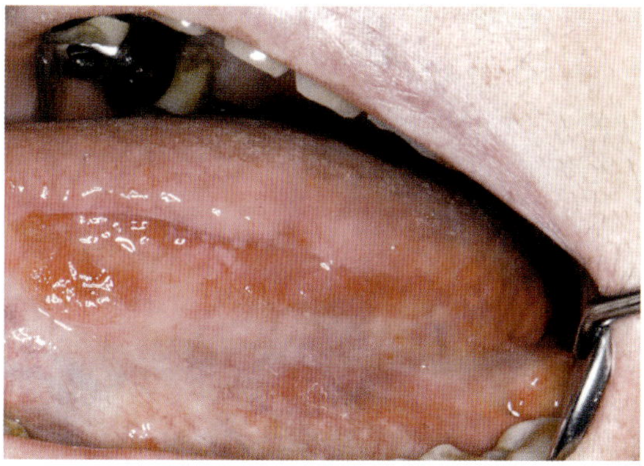

초진

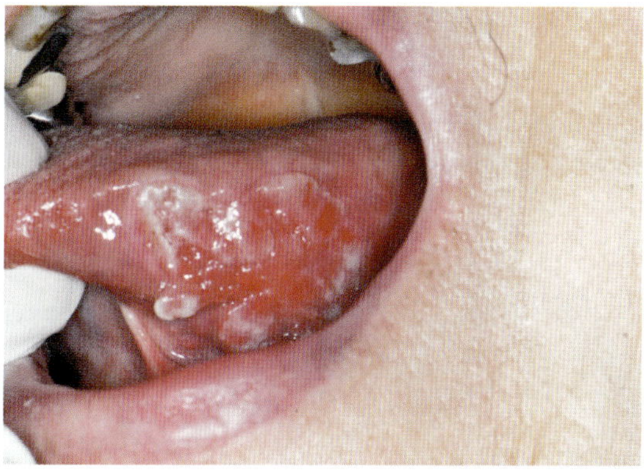

6개월 후 암종으로 이행된 사진

홍반증의 치료

- 자세한 병력 청취 및 사진 촬영
- 조직생검
- 생검 결과에 따라 가능하면 절제(excision)가 필요할 수 있다.
- 백반증보다 암종으로 진행되는 경우가 흔하기 때문에 세심한 추적관찰(close follow-up)이 필요하며, 환자에게도 사실을 정확히 설명하여 심각성을 인식시켜야 한다.

03 염증에 의한 홍반병터

1) 약물성 구내염(drug-induced stomatitis)

- 2종류의 약을 복용하는 경우: 6% 부작용
- 5종류의 약을 복용하는 경우: 50% 부작용
- 8종류 이상의 약을 복용하는 경우: 100% 부작용

대한민국은 의료보험 구조상 국민들이 약을 매우 많이 복용하므로 특히 노인 연령층에서 약 부작용으로 인한 구내염 빈도가 높다.

약물성 구내염의 구강 증상

- 편평태선 유사 구내염
- 홍반성 낭창 유사 구내염
- 수포성 구내염
- 아프타 유사 구내염

노인 연령층에서 원인 모를 구내염이 있는 경우 반드시 복용약 유·무를 확인해야 한다. 약물성 구내염은 다양한 형태로 나타나며, 특징적인 구강 증상이 없으므로 증상 발현 시기에 복용한 약물에 대한 추적과 복용을 중단할 경우 증상 감소 여부를 확인하는 것이 중요하다.

증례 01

71세 여성

주요 불편사항
- 입안이 헐었음

병력기간
- 7개월

구강소견
- 협점막 후방부 및 구치부 협측치은에 다수의 홍색반점, 아프타유사 궤양

복용 중인 약물
- 협심증약, 골다공증약, 신경외과약, 갑상선약, 호르몬제, 퇴행성 관절염약

처방
- 명인디스그렌캅셀, 헤르벤정, 코니엘정, 이소켓서방캅셀, 중외시그마트정, 바스티난엠알서방정, 몰시톤정, 에란탄지속정, 스틸녹스정

구강 증상 발현 시기에 처방된 약물
- 에트라빌, 콘로인캡슐, 모빅캅셀

진단
- 약물성 구내염

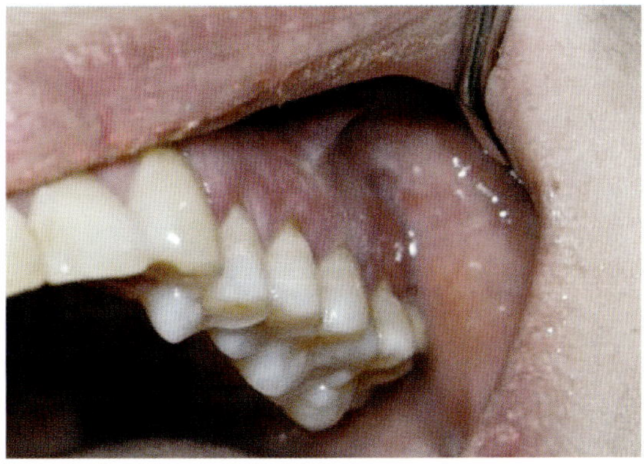

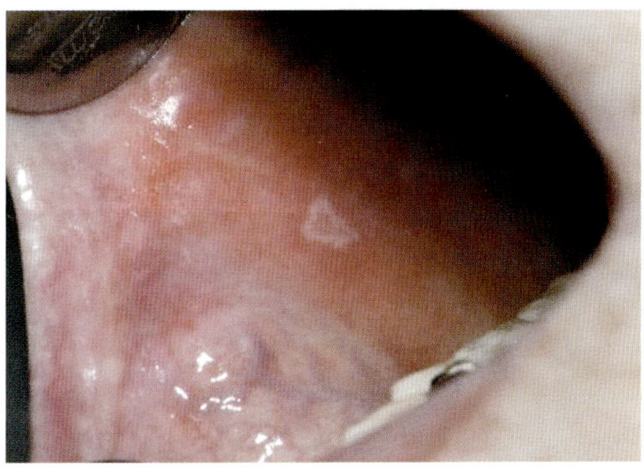

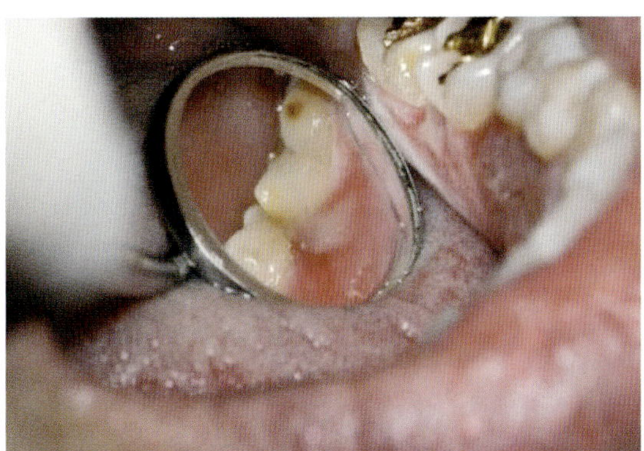

증례 02 68세 여성

주요 불편사항

- 2~3달 전 류마티스약을 다량 복용한 후 입안의 병소가 지속되었고, 입안 외에도 피부병소가 발생함

병력기간

- 2~3개월

구강소견

- 입술점막, 협점막, 구개부에 다수의 다양한 크기의 홍색반점 발생함
- 통증 있으며, 자극성 음식에 통증 증가
- 이비인후과에 내원하여 약물(약명 미상, 스테로이드) 복용하였으나 증상의 호전 없음

전신질환 병력

- 고혈압: 약 복용 중
- 류마티스관절염: 약 복용 중
- 허리디스크: 약 복용 중

복용 중인 약물

- Methotrexate Folcid(1mg/T)
- Lyrica(75mg/C)
- Mecobalamin(0.5mg/T)
- Melodex(7.5mg/C)
- Exforge 5/80mg(1T/T)
- Solondo(5mg/T)

진단

- Methotrexate로 인한 구내염

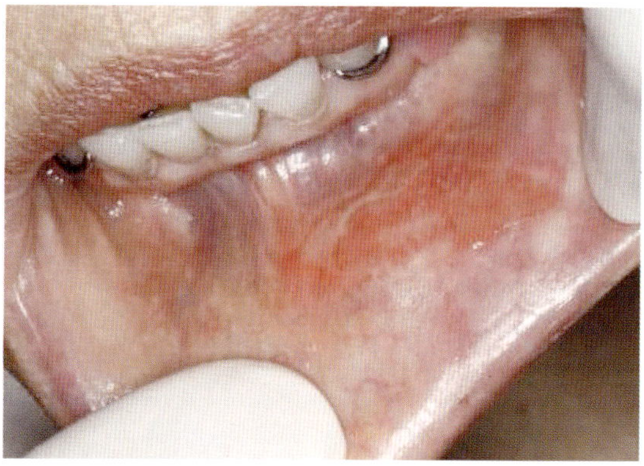

초진(methotrexate 중단 1주일 후)

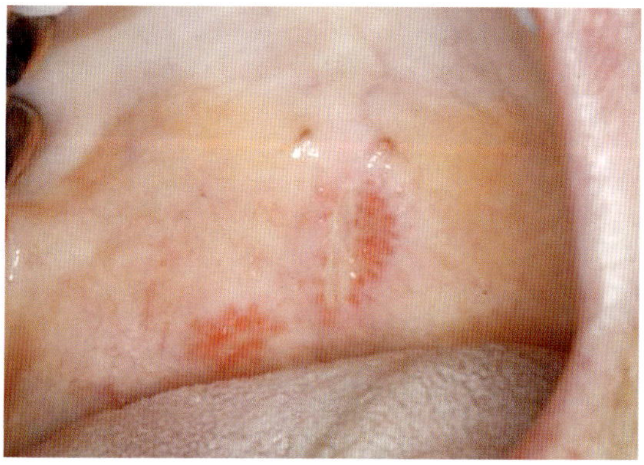

초진(methotrexate 중단 1주일 후)

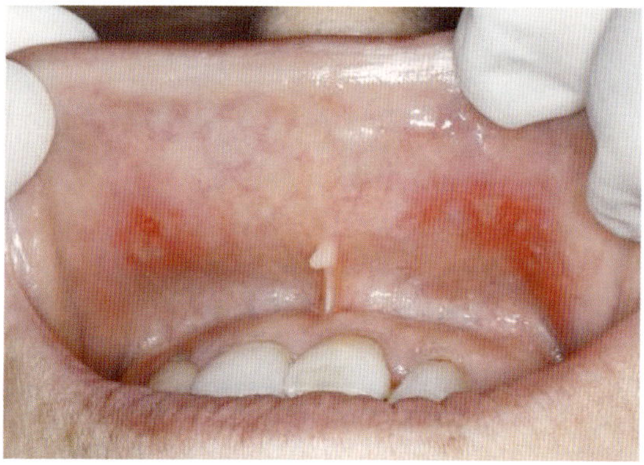

초진(methotrexate 중단 1주일 후)

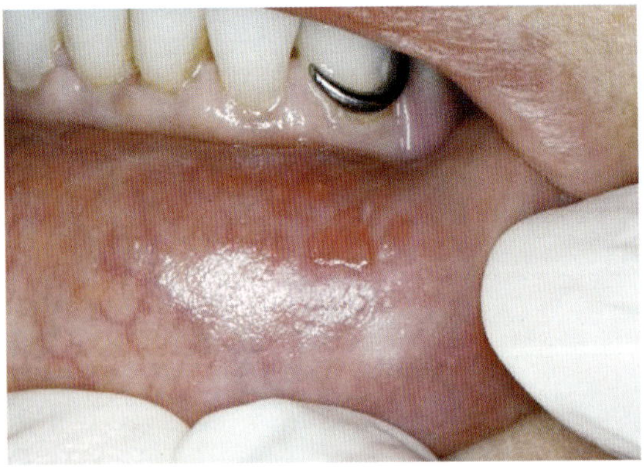

복용 중단 2주일 후

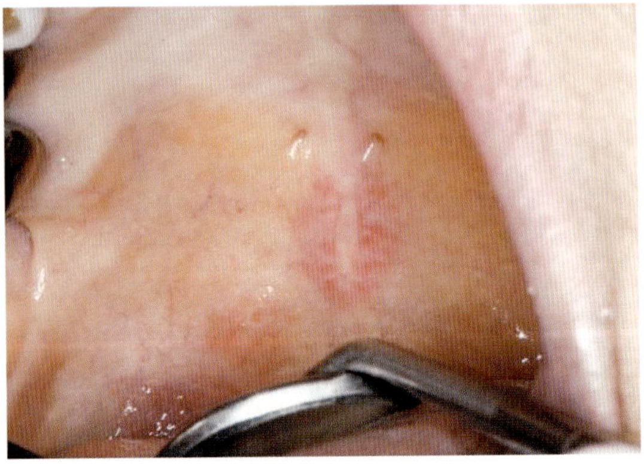

복용 중단 2주일 후

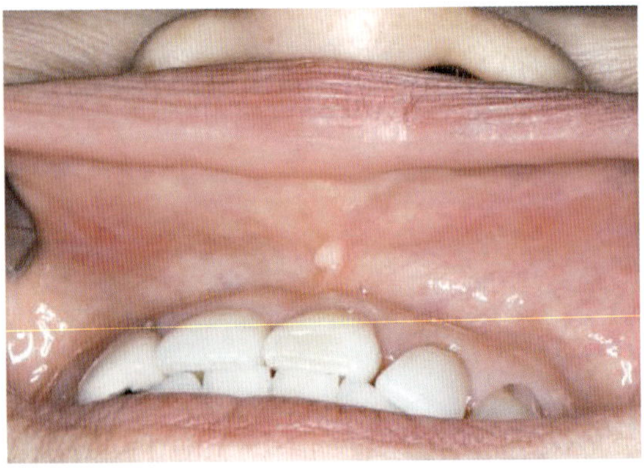

복용 중단 2주일 후

약물성 구내염의 치료

- 병력 확인 후 증상을 유발한 것으로 의심되는 약물의 복용을 줄이거나 중단하면서 증상의 변화를 관찰한다.
- 약물 복용은 관련 주치의와 상의 후 줄이거나 중단한다.
- 여러 종류의 약물이 의심될 경우 한 가지씩 차례대로 확인해 본다.
- 불편감이 있을 경우 도포용 마취제나 스테로이드 제제를 사용할 수 있다.
- 구강용 스테로이드 연고: 3회/일, 면봉에 소량 묻혀 얇게 궤양 부위에 바른다(묻힌 연고 양이 많으면 병소 부위에서 떨어져 나가거나 구강 다른 부위에 묻을 수 있어 효과가 떨어진다). 연고를 바른 후 약 한 시간 이상 식음료, 양치를 자제한다.
- 스테로이드 가글: 궤양이 광범위하게 발생했을 때 사용한다. 소론도정(Prednisolone 5mg) 6알을 한 봉지 기준으로 가루 형태로 제조하고 가루 한 봉지를 물 500mL에 녹여(일주일 분량) 3회/일, 가글 후 뱉는다. 약 한 시간 이상 식음료, 양치를 자제한다.

2) 다형홍반(erythema multiforme)

- 주로 20~30대에 나타난다.
- 피부 다형홍반의 25~50%에서 구강병터를 동반한다.
- 수포형성, 궤양을 초래하는 질환으로 50%에서 이 병소가 생기기 전 헤르페스 감염 혹은 폐결핵 감염, 항생제 혹은 진통제 복용 병력이 있다.
- 감염이나 약에 대한 과민반응으로 인해 일어나는 면역학적 피부질환이며 면역형광항체 소견은 특징적이지 않다.
- 전구증상: 약 1주 전부터 발열, 피로감, 두통, 기침
- 자연치유 과정을 밟지만 2~6주간 지속되며, 봄·가을로 재발하기도 한다.
- 피부: 50%에서 동반되고 다양한 색깔과 모양으로 나타나며, 과녁병소(target lesion)가 특징이다(괴사된 중앙부 주위로 동심원상의 홍색 테두리).
- 구강: 홍색반점으로 시작하여 불규칙한 경계를 가진 미란성 궤양, 입술에 출혈성 딱지가 흔하게 나타난다.
- 입술, 입술점막, 협점막, 혀, 구강저, 연구개 등에 호발하며 치은이나 경구개는 잘 생기지 않는다.

증례 01 47세 남성

주요 불편사항

- 상순 및 양측 협점막 부위의 궤양성

병력기간

- 2년

구강소견

- 상순 안쪽 점막 부위에 2cm 크기의 얕은 미란성 궤양성 병소
- 좌·우측 협점막 부위에 위막으로 덮인 궤양성 병소
- 쉽게 출혈됨
- 상순에 피딱지가 앉음
- 전신검사: 발열, 권태감 있음
- 손·발바닥 피부 음부 병소 없음
- Nikolsky sign 음성

진단

- 다형홍반

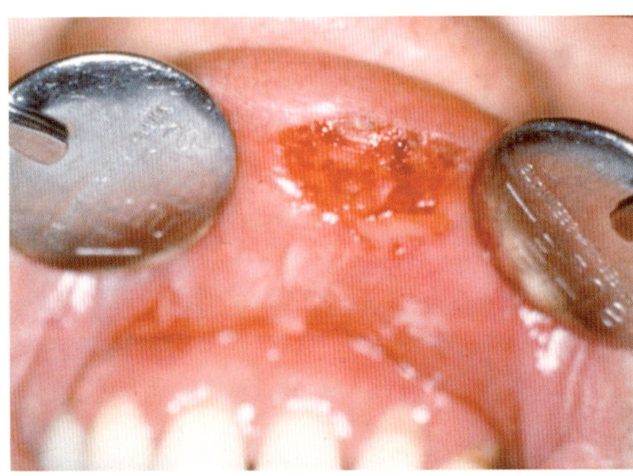

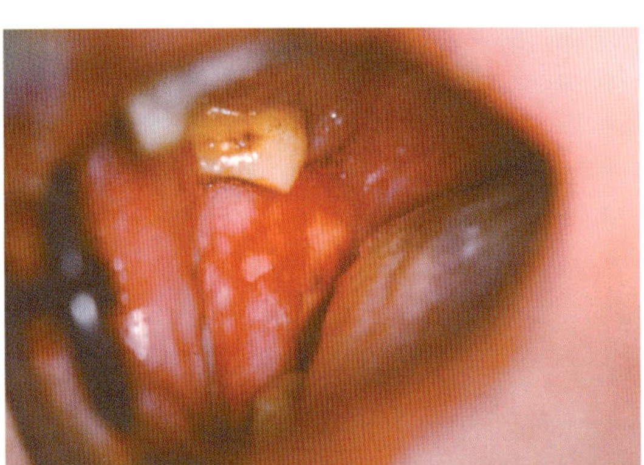

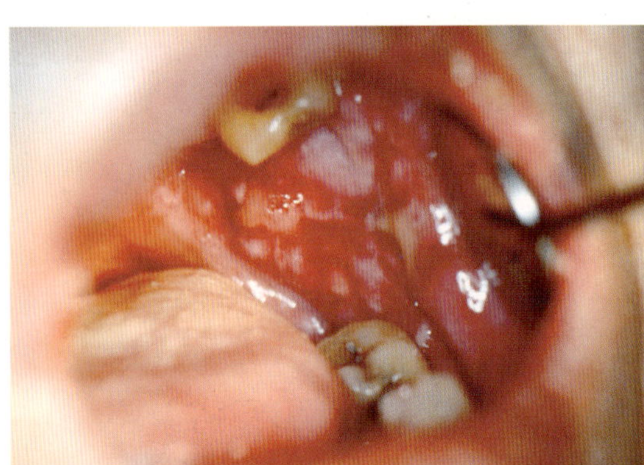

증례 02

58세 남성

주요 불편사항

- 양쪽 볼 점막이 헐고 심하면 혀, 잇몸까지 헐음

병력기간

- 1년

구강소견

- 양측 협점막, 혀 등쪽면, 하악 치은, 입술구각부에 넓은 부위 홍색 반점과 다양한 크기의 물집 및 궤양 발생함
- 자발통 없음
- 음식물 섭취 시 통증 유발(매운 것에는 더 심함). 쓰라리고 불편함. NRS 5~7
- 구강건조감 있음. 아침 기상 시 혀가 마른 느낌이 듦. 자거나 음식 삼킬 때 불편감은 없음
- 혀에 맛이 잘 느껴지지 않음

전신질환 병력

- 고혈압약, 아스피린 복용 중
- 퇴직에 대한 스트레스가 심함

진단

- 다형홍반

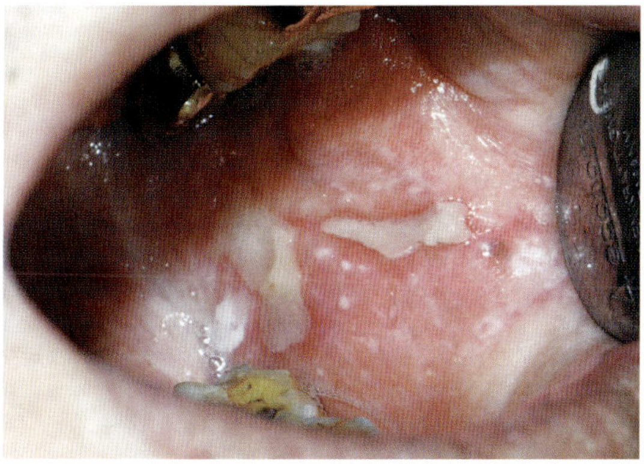

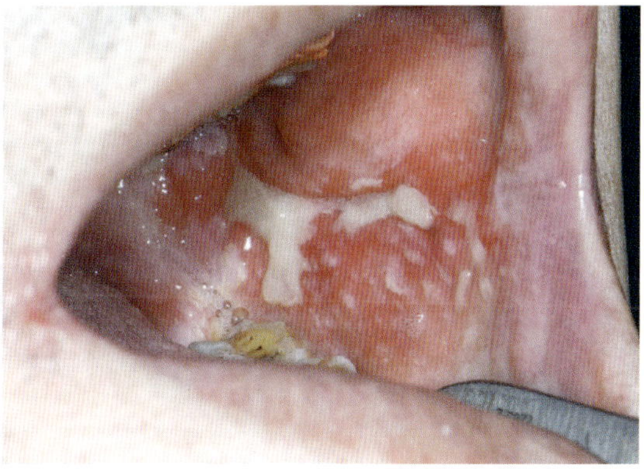

다형홍반의 치료

- 수 주 이내 자가치유된다.
- 경미하게 불편감이 있을 경우에는 도포용 마취제나 스테로이드 제제를 사용할 수 있다.
  - 구강용 스테로이드 연고: 3회/일, 면봉에 소량 묻혀 얇게 궤양 부위에 바른다(묻힌 연고양이 많으면 병소 부위에서 떨어져 나가거나 구강 다른 부위에 묻을 수 있어 효과가 떨어진다). 연고를 바른 후 약 한 시간 이상 식음료, 양치를 자제한다.
  - 스테로이드 가글: 궤양이 광범위하게 발생했을 때 사용한다. 소론도정(Prednisolone 5mg) 6알을 한 봉지 기준으로 가루 형태로 제조하고 가루 한 봉지를 물 500mL에 녹여(일주일 분량) 3회/일, 가글 후 뱉는다. 이후 약 한 시간 이상 식음료, 양치를 자제한다.
- 심한 증상의 경우에는 전신적 스테로이드 치료를 시행하나 부작용에 대한 주의가 필요하므로 전문의에게 의뢰하여 치료를 진행한다.

염증성, 종양성 홍반병터의 감별진단

	홍반증	약물성 구내염	다형홍반
통증	무증상 내지 통증	통증	통증
원인	구강 편평세포암종의 원인과 동일	약물 부작용	헤르페스 감염이나 항생제, 진통제 복용에 대한 과민 면역반응
부위	구강저, 혀, 연구개	협점막 후방부, 혀 측면, 입술점막	입술, 입술점막, 협점막, 혀, 구강저, 연구개 등에 호발, 치은이나 경구개는 잘 안 생김
모양	단독 발생, 경계 불명확, 주위 백반증 동반	다수 나타나며 백선, 홍반, 미란성 궤양, 아프타성 궤양 등 다양한 모양으로 나타나고 문제의 약 복용을 중단하면 호전됨 양측성 혹은 대칭적으로 나타날 수 있음	다수 홍색반점으로 시작하여 불규칙한 경계를 가진 미란성 궤양, 입술에 출혈성 딱지가 특징 다양한 색깔과 모양으로 나타나며, 과녁병소가 특징
악성으로 이행	90% 이상	해당 사항 없음	해당 사항 없음

04 감염에 의한 홍반병터

1) 홍반성 캔디다증(erythematous candidiasis)

① 급성 위축성 캔디다증(acute atrophic candidiasis, antibiotic sore mouth)

- 백태 없음
- 광범위 항생제 복용 후 작열감
- 혀의 사상유두 소실

② 정중마름모혀염(median rhomboidal glossitis)

- 혀 후방 중앙 부위에 사상유두 소실
- 무증상으로 시작

③ 만성 위축성 캔디다증, 의치구내염 (chronic atrophic candidiasis, denture sore mouth)

- 잘 안 맞는 의치, 수면 중 의치 장착, 불결한 의치 등으로 상악 구개부에 호발

④ 캔디다 구각염(angular cheilitis)

- 치아손실, 마모, 오래된 의치로 수직고경이 낮아진 경우 발생

증례 01 64세 여성

주요 불편사항

- 상악에 틀니를 낀 이후부터 혀의 가운데 뒷부분이 헐고 볼록 튀어나왔으며 굉장히 아픔

병력기간

- 3년

구강소견

- 혀 중앙 후방부에 15×35mm의 홍색반점과 백색반점이 존재함
- 지속적 자발통이 있고 화끈거림. 현재 NRS 6, 심할 땐 NRS 10
- 대화·식사 시에 통증 증가, 도려내는 듯한 통증, 화끈거림이 느껴짐
- 구강건조감 있음
- 안구건조감 있음

전신질환 병력

- 고혈압약 복용 중(약명 미상)

치과치료 병력

- 3년 전 상악 완전틀니 장착

진단

- 캔디다증

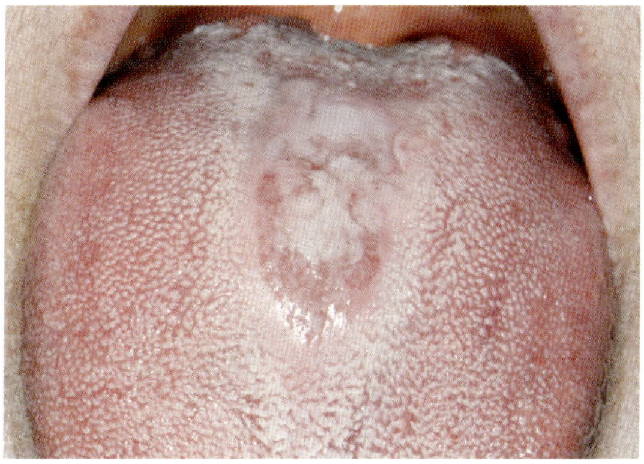

초진

증례 02 73세 여성

주요 불편사항	• 상악에 국소의치를 장착한 부위가 빨갛게 변함
병력기간	• 2년
구강소견	• 국소의치를 장착한 부위에 국한해서 구개점막이 적색으로 변함 • 좌측 측절치와 제1소구치는 치근만 남은 상태 • 통증이나 불편감은 없음
치과치료 병력	• 상악 부분틀니 5년 전 장착함
전신질환 병력	• 당뇨약물 복용 중이며 혈당조절은 잘되고 있는 상태임
진단	• 만성 위축성 캔디다증(의치구내염)
치료	• 잔존치근 발치 후 국소의치 새로 제작함

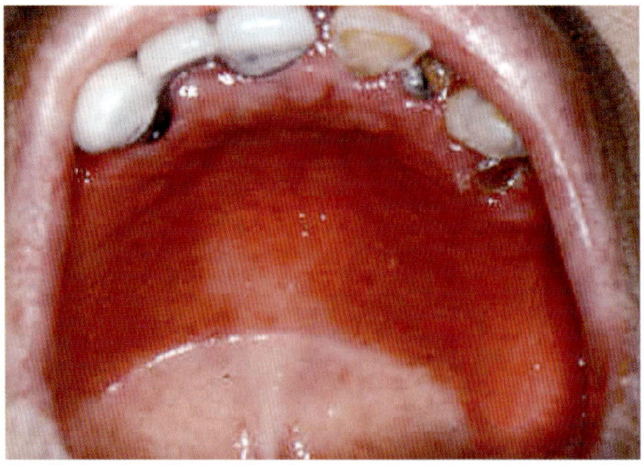

증례 03 81세 여성

주요 불편사항	• 양쪽 입술 구각부가 헐어서 통증이 느껴짐
병력기간	• 1년
구강소견	• 양쪽 구각부가 헐어서 궤양으로 변했고, 그 주위는 흰색으로 변함 • 구강내 점막은 약간 발적되어 있고 일부 혀에는 흰 백태가 존재함
치과치료 병력	• 상·하악 완전틀니를 10년 전에 장착하였으나 현재는 불편해서 잘 끼지 않고 있음
전신질환 병력	• 특이사항 없음
진단	• 구순구각염
치료	• 항진균 연고 처방. 새로운 틀니 제작으로 교합고경 회복을 권유함

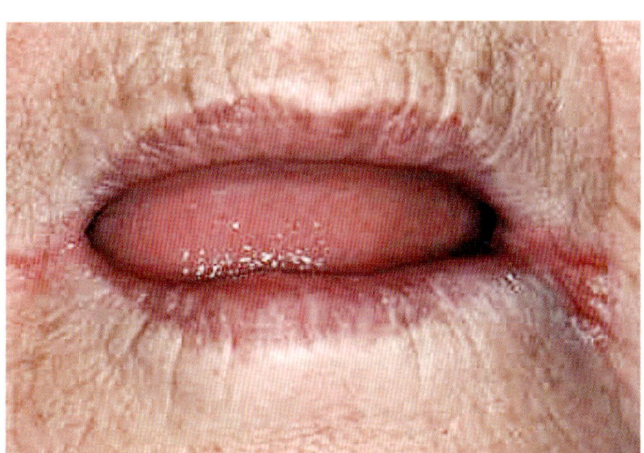

홍반성 캔디다증의 치료

- 발생 원인을 인지하고 가능한 한 제거
  - 항생제, 스테로이드 등 기회감염 유발 약물의 사용 중단
  - 올바른 의치의 사용 및 관리, 구강건조증 조절
- 국소적·전신적 항진균제 사용
  - Polyene 계열(Nystatin, amphotericin B)
  - 내성 발생의 가능성이 적어 국소적 캔디다증에 우선 고려하는 약물
  - 니스타틴시럽: 구강에 머금은 후 삼킴(1회 4~6mL, 3~4회/일), 비급여
  - Azole 계열(Fluconazole)
  - 내성 발생 가능, 다양한 약물(항응고제 등)과 상호작용 발생, 금기증은 임부·수유부, 간질환 및 신장질환 환자
  - 디푸루칸건조시럽(한국화이자): 구강에 머금은 후 뱉거나(구강 캔디다증) 삼킨다(인두 캔디다증: 1일 1회 50mg, 7~14일 단위로 사용). 구강 캔디다증에 급여
  - 시럽을 뱉어 사용할 경우 부작용의 가능성을 줄일 수 있다. 시럽을 머금었다가 뱉은 후 입안을 바로 물로 헹구거나 양치해서는 안 된다.
  - 증상이 소실된 이후에도 한 단위 더 사용해야 재발 가능성을 줄일 수 있다.
- 의치 관리
  - Chlorhexidine 및 항균제로 주기적으로 소독을 시행(단, 의치의 변색 발생 가능)
  - 수면 시에는 의치를 착용하지 않을 것을 설명
- 구각구순염
  - 의치 조정 등을 통한 적절한 수직고경의 확보
  - 항진균제 이외 *S. aureus* 감염을 치료할 수 있는 항균제 연고를 함께 도포

홍반성 캔디다증의 감별 포인트

① 발생 부위:

- 정중마름모혀염
- 의치구내염: 구개부
- 구각염: 입술 구각부

② 의치 장착 관련성

③ 광범위 항생제 복용 병력

④ 세포도말 검사

홍반성 캔디다증의 경우 세포도말 검사에서는 캔디다 균사 관찰이 어려우나, 다른 홍반병터와는 달리 뚜렷한 발생 위치와 의치 부위 등의 임상 증상으로 감별진단 한다.

제 4 장

구강점막 수포형성 병터의 감별진단

01 임상에서 흔히 만나는 구강점막의 수포형성 병터

구강점막의 수포형성 병터는 상대적으로 드물게 자가면역질환으로 발생하며, 점막에 염증을 유발한 자가면역항체를 관찰하는 면역형광항체법이라는 방법으로만 진단이 가능하다. 이 장에서는 구강점막에 비교적 자주 발생하는 두 가지 질환만 소개한다.

▶ 자가면역질환: 보통천포창(pemphigus vulgaris),
점막유사천포창(mucous membrane pemphigoid)

1) 수포형성 병터

- 수포형성 병터는 자가면역질환으로 발생하며, 공격 대상이 뚜렷이 다르지만 임상에서는 대부분 물집이 터져서 오는 경우가 많아 진단이 쉽지 않다.
- 헤르페스 감염에 의한 물집은 0.5cm 이하의 작은 물집의 집합체로 이루어지지만, 면역기전에 의한 수포형성 병터는 작은 물집부터 큰 물집까지 다양하다.
- 치과에서 볼 수 있는 대표적인 수포형성 질환으로는 보통천포창과 점막유사천포창이 있다. 다형홍반도 수포형성을 할 수 있으나, 다양한 형태의 홍색반점이 임상적 특징이므로 홍반병터에서 감별하였다.

2) 감별 포인트

① 수포형성 여부

② Nikolsky sign

③ 수포 발생 부위

④ 눈, 피부 등 타 부위 수포 발생 여부

3) 구강점막의 수포형성 병터

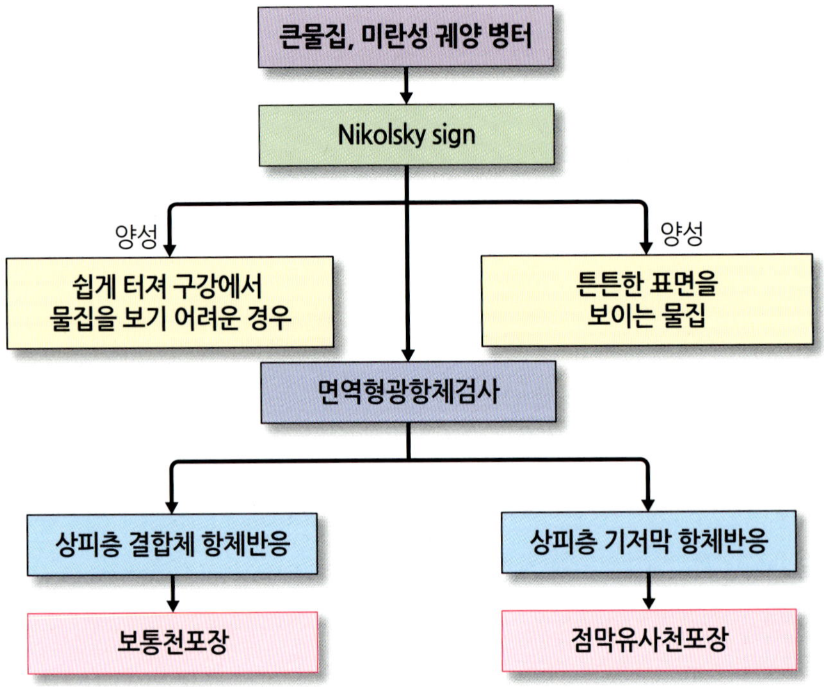

02 보통천포창(pemphigus vulgaris)

- 자가면역질환: 상피세포 연결체인 결합체 성분 desmoglein 3과 desmoglein 1에 대한 항체가 형성되어 상피층을 공격함으로써 수포를 형성하게 되는 질환이다.
- 환자 약 50%에서 구강병터가 첫 증상이다.
- 평균연령: 50대
- 때로 penicillamine, 비스테로이드 소염제 복용자 혹은 악성종양이 있는 환자에서도 같은 증상이 나타날 수 있다. 악성종양 환자에서 생기는 경우 신생물딸림 보통천포창(paraneoplastic pemhigus vulgaris)이라고 한다.
- 구강 증상: 물집이 터져서 모양이 불규칙한 미란성 궤양으로 나타나며 모든 점막에 올 수 있으나, 특히 구개점막, 입술점막, 협점막, 혀 배쪽면, 치은 등을 침범한다.
- 구강내 물집으로 시작되나 쉽게 터지므로 임상에서 물집을 보기는 어렵다.
- 진단은 양성 Nikolsky sign(정상 점막을 밀었을 때 물집이 생기는 현상)

증례 01 55세 여성

주요 불편사항

- 경구개, 목젖, 혀 부위의 궤양. 처음에는 수포가 생겨서 터짐

병력기간

- 3년

구강소견

- 상악 좌측 소구치·대구치, 하악 좌·우측 중절치 치은 1×2cm 크기의 상피가 벗겨지는 미란성 병소
- 주위와 경계가 명확하고, 기저부는 맑은 적색으로 깨끗한 양상
- 촉진 시 동통 유발, 쉽게 출혈됨
- Nikolsky sign 양성
- 피부병소 없음

진단

- 보통천포창

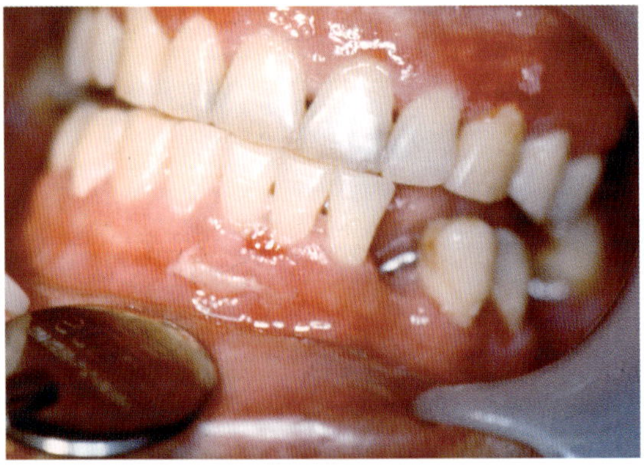

정상점막을 문질러서 수포가 발생된 사진(Nikolsky sign 양성)

증례 02 40세 남성

주요 불편사항

- 입안에 허는 증상이 좁쌀만 하게 나타나기 시작하여 혀, 몸, 손톱, 발톱까지 나타남

병력기간

- 3년

구강소견

- 상·하악 치은, 구개, 양측 협점막, 입술 등 황백색의 궤양성 병소
- 쉽게 출혈됨
- Nikolsky sign 양성

진단

- 보통천포창

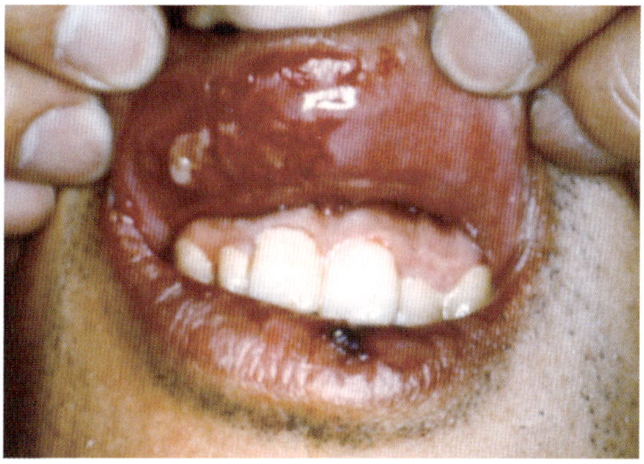

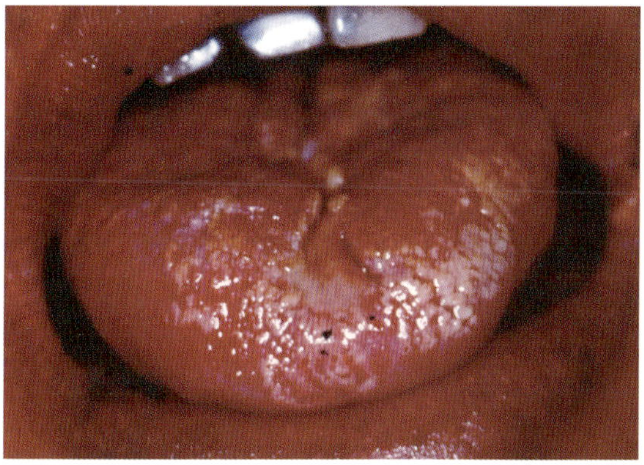

증례 03 45세 여성

주요 불편사항
- 잇몸이 심하게 헐어서 식사가 불가능함

병력기간
- 3년

구강소견
- 상·하악 치은, 구개, 양측 협점막에 궤양성 병소
- 쉽게 출혈됨
- Nikolsky sign 양성

진단
- 보통천포창

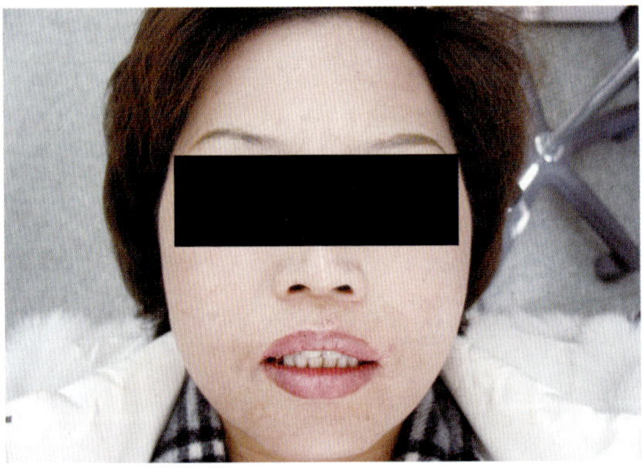

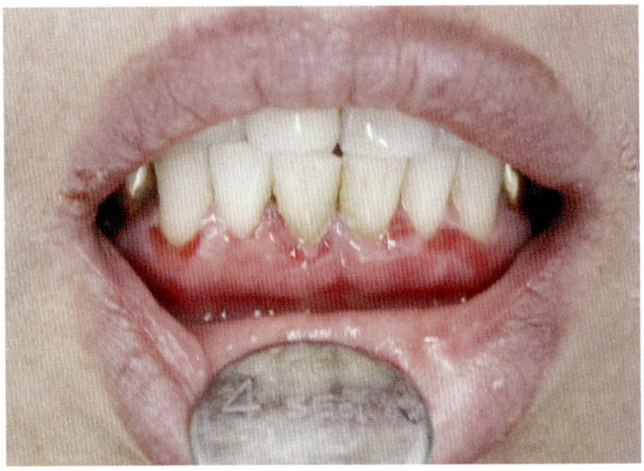

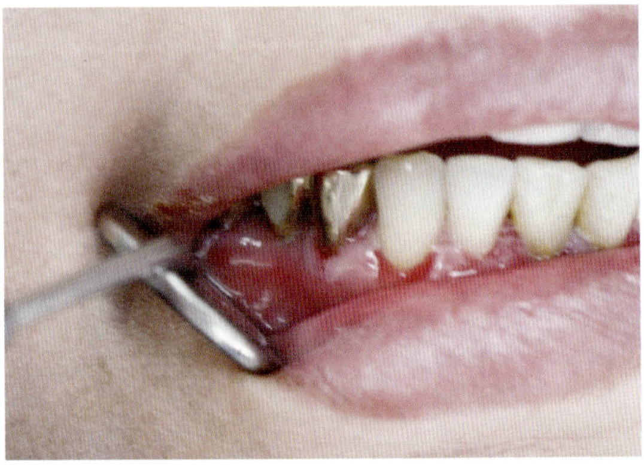

증례 04

59세 여성

주요 불편사항

- 입안이 붓고 헐고 따가움

병력기간

- 2주

구강소견

- 양측 협점막, 혀 배쪽면
- 자발통 없음
- 자극적인 음식에 통증 있음. 따가움(NRS 3~4)

진단

- 보통천포창

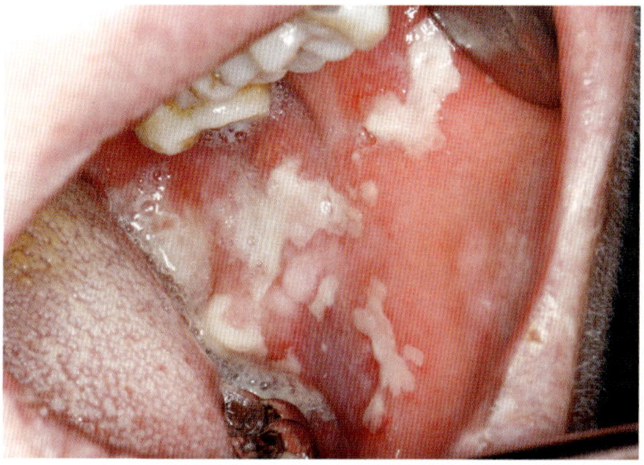

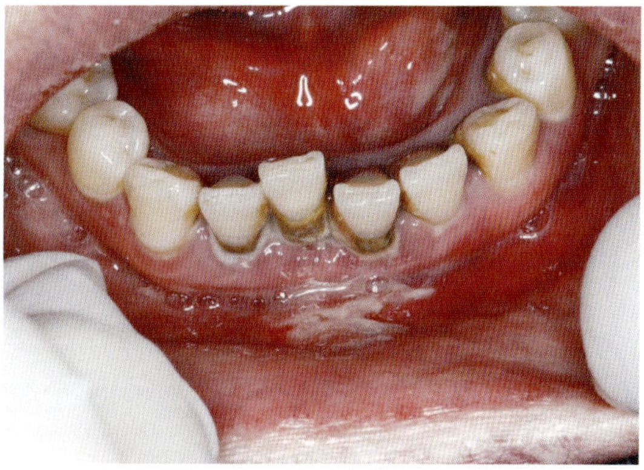

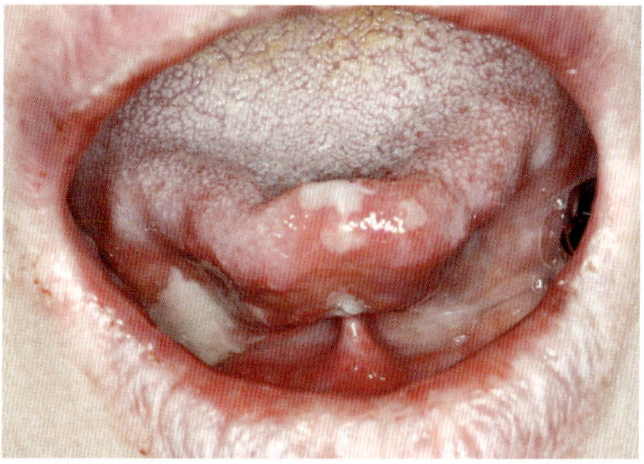

증례 05 46세 여성

주요 불편사항
- 입안이 계속 헐어 있음

병력기간
- 약 1년간 증세의 악화와 재발이 반복됨

구강소견
- 혀배쪽면, 연구개, 입술점막등에 위막으로 덮인 미란성 궤양
- 쉽게 벗겨짐
- 출혈 양상

전신질환 병력
- 소장종양으로 수술 및 방사선 치료 받음
- 모세기관지천식: 약물치료 중

진단
- 신생물딸림 보통천포창

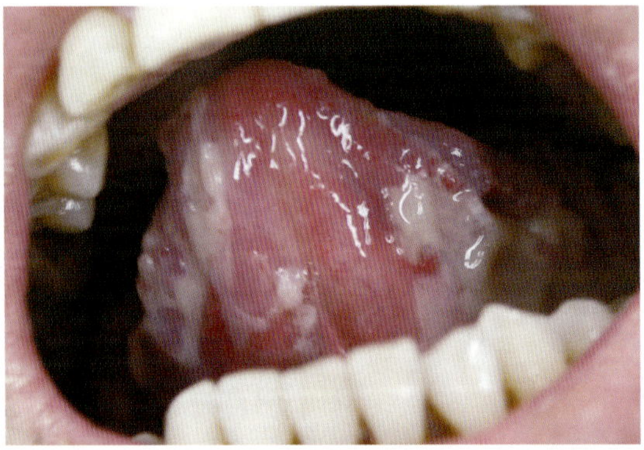
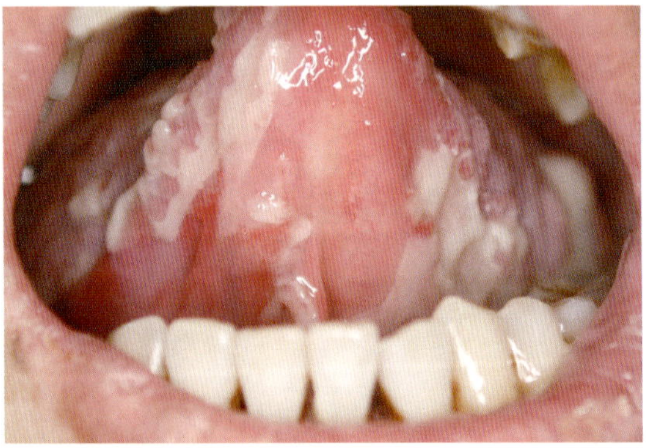
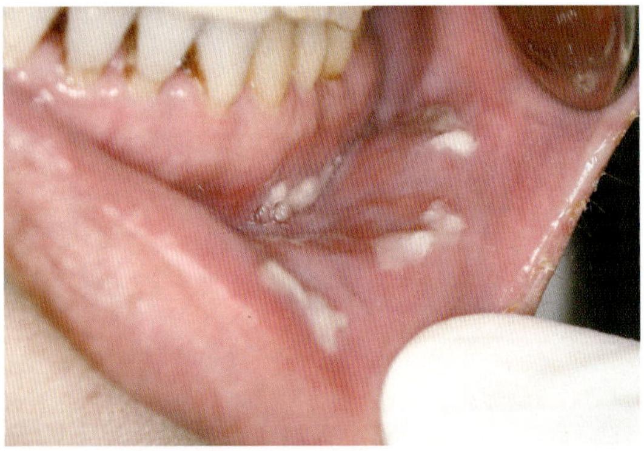
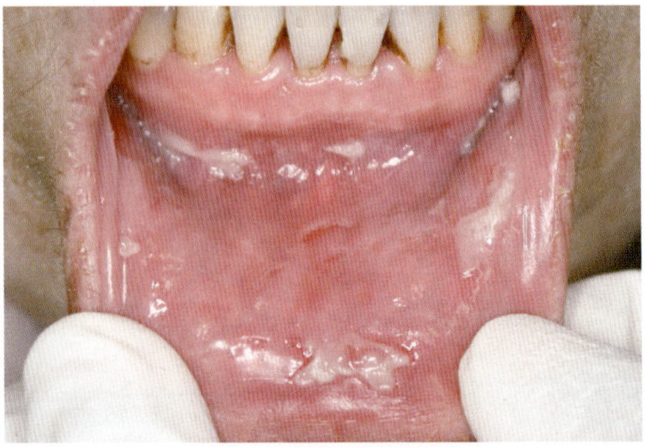

03 점막유사천포창 (mucous membrane pemphigoid)

- 평균연령: 50~60대
- 자가면역질환: 기저막 성분의 laminin 5(epiligrin) 혹은 반결합체(hemidesmosome)의 α6-integrin에 대한 항체형성을 한다.
- 구강병변을 가진 환자의 25%에서 눈을 침범한다.
- 구강병변 이외에 결막, 비강, 식도, 질 점막을 침범한다.
- 기저막을 공격하므로 상피층이 분리되어 나타나는 물집으로 임상에서 종종 수포형성을 볼 수 있다. 결국 구강 수포도 터지게 되어 미란성 궤양을 형성한다.
- 구강 전체에 침범 가능하나, 치은에만 국한될 수 있다.
- 만성으로 진행되며 상처를 남긴다.

증례 01 20세 여성

주요 불편사항

- 잇몸이 자주 벗겨짐

병력기간

- 6개월

구강소견

- 상·하악 구치부 위치를 바꾸며 수시로 일어남. 2회/월
- 통증 동반됨
- 피부병터 없음
- 구강건조증 있음

진단

- 점막유사천포창

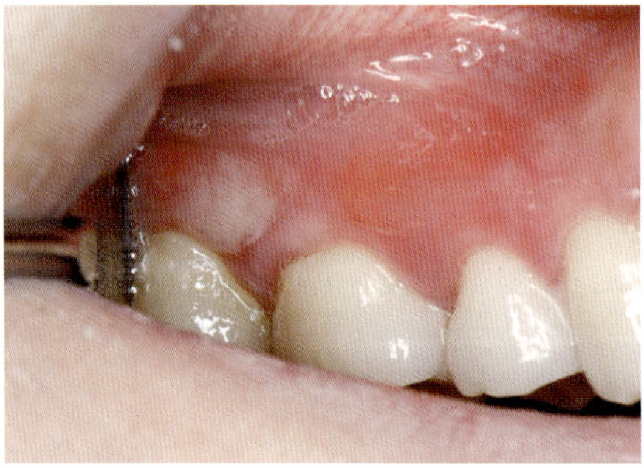

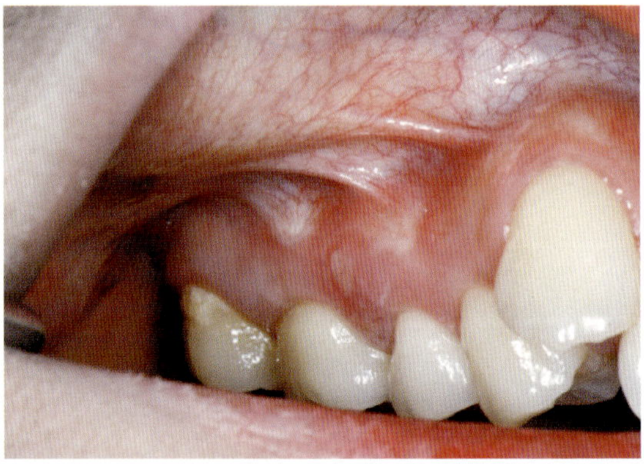

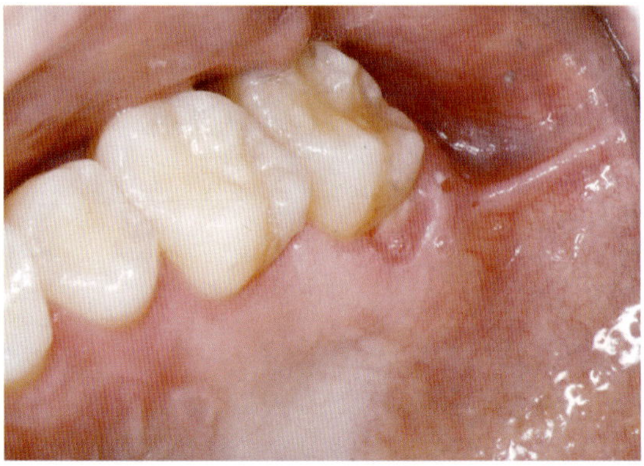

증례 02

57세 남성

주요 불편사항

- 치은의 표피탈락 및 치은발적

병력기간

- 3개월

구강소견

- 상·하악 치은이 벗겨져서 미란성 궤양 병터
- 위의 증상으로 개인 치과의원에서 치석제거술과 치주치료를 받았으나, 지속적으로 치은 표피탈락 및 치은발적이 발생함

진단

- 점막유사천포창

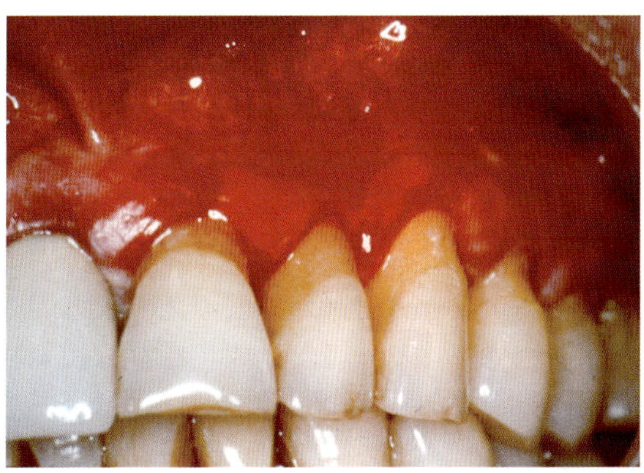

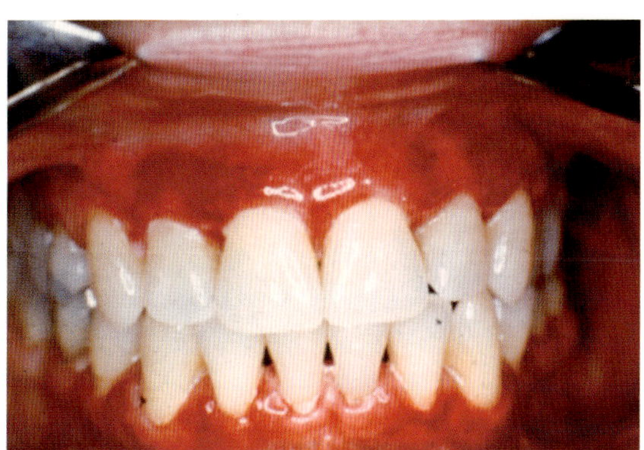

수포형성 병터의 치료

- 조기 진단이 중요하므로, 의심되면 조직검사 및 면역형광검사를 통해 확진을 받을 수 있도록 해야 한다.
- 증상의 심각도에 따라 도포용, 경구 스테로이드제 및 면역억제제를 장기간 사용해야 하므로 대학병원의 구강내과·피부과 전문의에게 의뢰한다.
- 점막유사천포창은 안구에 증상이 발생할 경우 실명으로 이어질 수 있으므로 조기에 안과 의뢰가 필요하다.
- 환자는 구강, 특히 치은부의 병소 이환으로 양치를 어려워할 수 있으므로 개인 치과의원에서는 주기적인 구강위생 관리 및 스켈링을 시행한다.
- 치과치료 시 점막 부위에 외상이 발생하지 않도록 주의가 필요하다.

구강 수포성 질환의 감별 포인트

① 발생 부위
② 수포 관찰 여부
③ 피부, 안점막, 생식기 등 다른 부위 증상 유·무
④ 감염, 약 복용 병력, 암 치료 병력 등
⑤ Nikolsky sign

수포성 질환이 의심될 경우 확진을 위하여
상위 기관에 의뢰

↓

동결절편: 면역형광항체염색법으로
immunoglobulin, complement 관찰함

수포형성 병터의 감별진단

	보통천포창	점막유사천포창
통증	있음	있음
원인	상피층 결합체 자가면역질환	상피 기저막 자가면역질환
부위	경구개, 입술점막, 협점막, 혀배쪽면, 치은	부착치은, 경구개, 협점막, 혀, 구강저 또는 치은에만 국한
물집	쉽게 터져 구강에서 보기 어려움(불규칙한 모양의 표재성 미란성 궤양)	수포가 비교적 단단하여 구강에서 볼 수 있음(터지면 표재성) 미란성 궤양(상처 남음)
Nikolsky sign	양성	양성
타 부위 침범 여부	피부, 50%에서 구강이 초기 증상	결막, 비강, 식도, 질 점막
처방	스테로이드, 면역억제제 전신 투여, 국소 투여	구강에만 병터가 있는 경우: 국소 스테로이드 제제 다른 부위 병터 동반한 경우: 스테로이드, 면역억제제 전신 투여, 국소 투여
Local dental clinic	상위 기관에 의뢰	눈의 병소 유·무를 떠나서 반드시 안과에 의뢰 다른 부위 증상이 있는 경우 적절한 과로 의뢰
예후	약 10년 치료 후 75% 완치 5~10% 사망	양호

제 5 장

구강점막 착색병터의 감별진단

1 임상에서 흔히 만나는 구강점막의 착색병터

2 멜라닌 착색 구강병터

3 치과용 충전재 착색병터

01 임상에서 흔히 만나는 구강점막의 착색병터

구강점막의 착색은 주로 갈색·흑색으로 나타나며, 멜라닌이 축적되어 오는 경우와 아말감, 근관충전재 등 치과용 충전재에 의한 착색이 있다.

▶ 반응성: 멜라닌 반점(melanotic macule)
흡연자 멜라닌증(smoker's melanosis)

▶ 종양성: 양성 모반(nevus)
악성흑색종(malignant melanoma)

▶ 외인성: 아말감 문신(amalgam tattooing)

1) 감별 포인트

① 착색 부위의 다발성 여부

② 색깔의 균일성

③ 착색 부위 경계의 명확성

④ 발생 부위의 크기

⑤ 치과치료 병력

⑥ 흡연 병력

2) 구강점막의 착색병터

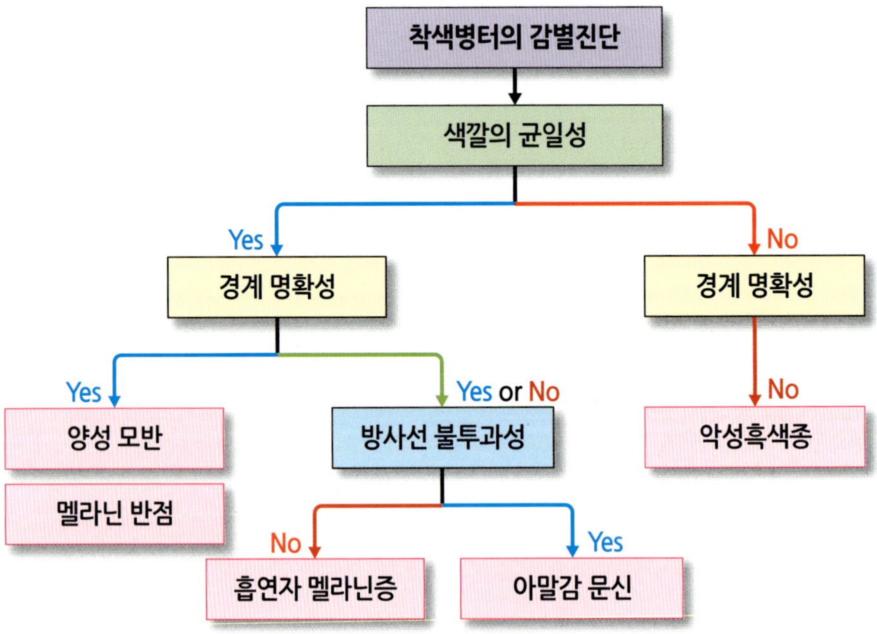
착색병터의 감별진단
색깔의 균일성
Yes
No
경계 명확성
경계 명확성
Yes
Yes or No
No
양성 모반
멜라닌 반점
방사선 불투과성
악성흑색종
No
Yes
흡연자 멜라닌증
아말감 문신

02 멜라닌 착색 구강병터

• 멜라닌 색소가 침착되는 구강점막질환은 크게 세 종류로 구분된다.

① 반응성 자극으로 멜라닌 색소 형성이 많이 되어 나타나는 반점(macule), 멜라닌세포 증식이 동반되는 멜라닌극세포종(melanoacanthoma), 흡연자에 동반되는 멜라닌증(melanosis) 등

② 멜라닌 생성세포가 증식하는 양성종양: 모반(nevus)

③ 멜라닌 생성세포가 증식하는 악성종양: 악성흑색종(melanoma)

1) 멜라닌 반점(melanotic macule)

• 균일한 갈색·흑색의 반점

• 단독 혹은 다수

• 크기는 2~15mm

• 하순의 홍선, 협점막, 치은에 호발

• 청·장년, 중년 여성에 호발

• 멜라닌세포로부터 색소 과다 형성에 기인

• 치료 불필요

증례 01 74세 남성

주요 불편사항	• 통증은 없으며 잇몸의 검은 점을 검사받고 싶음
병력기간	• 기억하지 못함
구강소견	• 하순에 2×3mm 갈색반점 • #44 치은 부위 2×2mm 흑색반점 • 연구개에 1×1.5cm 갈색반점
치과치료 병력	• 10년 전쯤 퍽치기 당하여 하악고정술 • 흡연(20대부터 약 40년간 흡연. 현재는 비흡연 상태) • 음주(하루 소주 2잔)
진단	• 멜라닌 반점

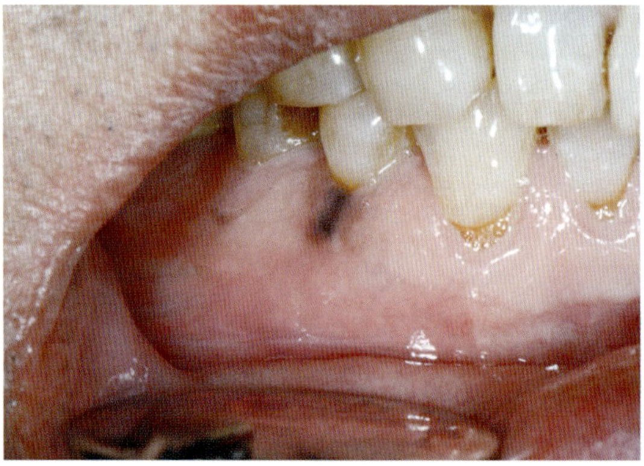

증례 02 54세 여성

주요 불편사항

- 아랫입술에 여러 개의 갈색반점이 있어 조직 검사를 받고 싶음

병력기간

- 약 20년 전부터 생긴 것으로 기억함

구강소견

- 하순에 5×3mm의 갈색반점이 3개 존재
- 촉진 시 통증 없음

전신질환 병력

- 소화기, 내분비, 피부나 골격계 질환 없음
- 흡연 및 음주 경력 없음

진단

- 멜라닌 반점

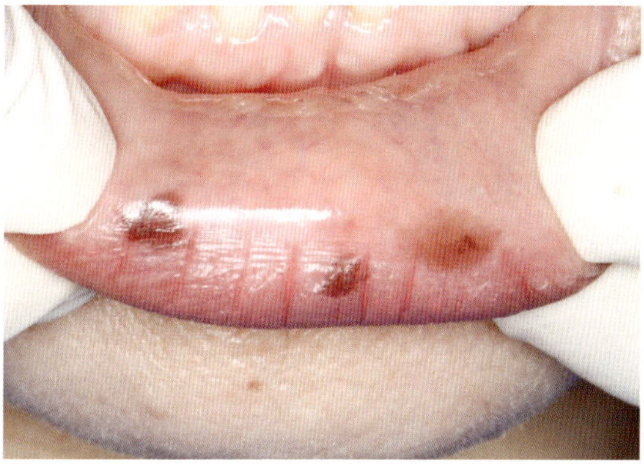

2) 모반(nevus)

- 멜라닌을 생성하는 멜라닌세포 혹은 모반세포의 증식에 의한 양성종양이다.
- 상피층과 점막하층의 경계부에서 시작하여 연령이 증가함에 따라 점막하층으로 세포의 분포가 달라진다. 임상적으로 편평한 것부터 융기된 결절까지 다양하며 1cm 이하이다.
- 양성종양이지만, 드물게 악성으로 이행되는 경우가 있다.
- 단독으로 발생하며, 균일한 갈색·흑색·청색을 보인다.
- 구개부, 은협경계부, 치은에 호발한다.

증례 01 67세 여성

주요 불편사항
- 틀니 제작을 위하여 치과 내원

병력기간
- 착색병터를 인지하지 못함

구강소견
- 상악 구치부 설측치은에 1cm 크기의 융기된 결절
- 결절 표면에 갈색 착색
- 통증 없음

진단
- 모반

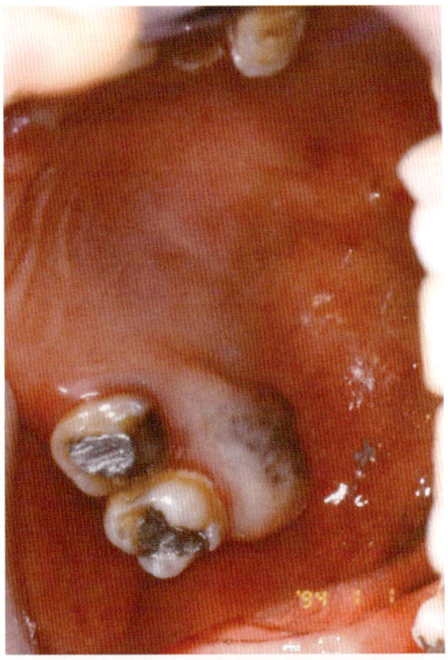

증례 02 51세 여성

주요 불편사항
- 입안의 흑점

병력기간
- 기억하지 못함

구강소견
- 상악 구치부 은협경계부에 0.6cm 크기의 반점
- 균일한 흑색 표면
- 통증 없음
- 궤양 없음

진단
- 모반

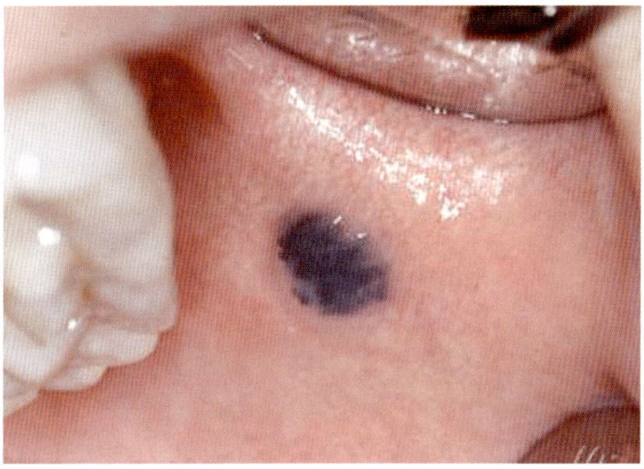

양성 모반 치료

- 감별진단 및 사진 촬영
- 크기가 작을 경우 절제생검 혹은 절개생검 후 CO_2 laser vaporization
- 다발성으로 있을 경우 대표적인 병소를 생검하고 나머지는 주기적인 관찰을 시행한다.
- 모반은 악성흑색종으로 진행될 가능성도 있기 때문에 환자 교육을 철저히 할 필요가 있다. 색깔이 갑자기 진해짐, 크기가 커지는 속도가 갑자기 빨라짐, 병소가 궤양을 형성, 병소에서 출혈이 쉽게 발생함 같은 증상이 나타나면 곧바로 내원할 것을 설명해야 한다.

3) 흡연자 멜라닌증(smoker's melanosis)

- 흡연으로 인한 해로운 화학물질에 대하여 구강점막의 보호반응의 일종으로 멜라닌세포로부터 멜라닌 생성이 증가하는 현상이다.
- 흡연 기간이 길수록, 흡연량이 많을수록 비례하여 멜라닌 착색 빈도가 증가한다.
- 단독 혹은 다수로 발생하며 경계가 불명확하다.
- 전치부 협측치은에 호발한다.

증례 01 44세 남성

주요 불편사항
- 틀니 제작을 위하여 치과 내원

병력기간
- 착색병터를 인지하지 못함

구강소견
- 상악 좌측 치조능선에 갈색반점
- 우측 협점막에 경계 불명확한 갈색반점
- 갈색반점은 모두 균일한 색깔
- 협점막, 치은에 백색반점
- 궤양 없음
- 통증 없음
- 흡연(30년)
- 음주(15년)

진단
- 흡연자 멜라닌증, 백반증 동반

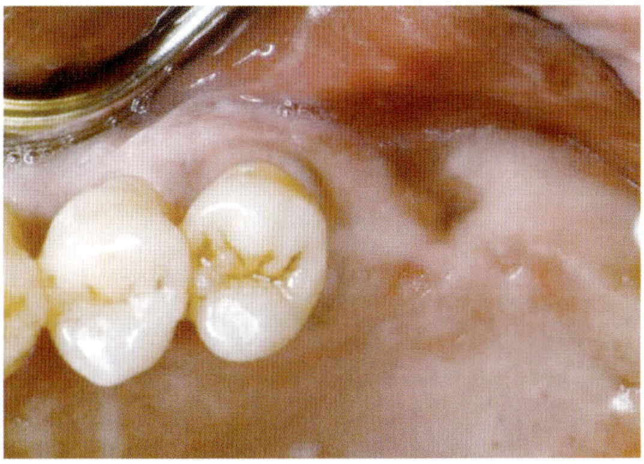

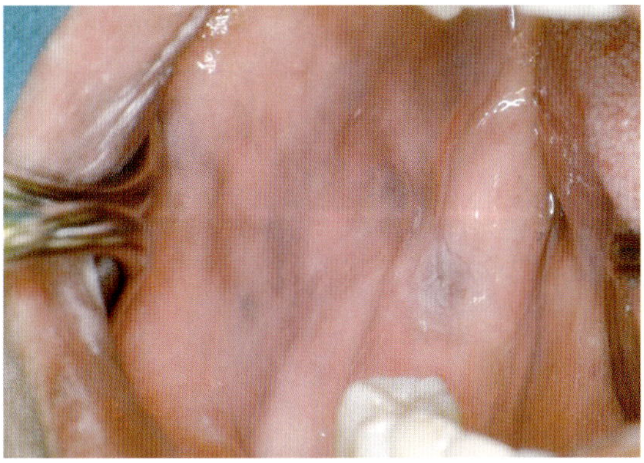

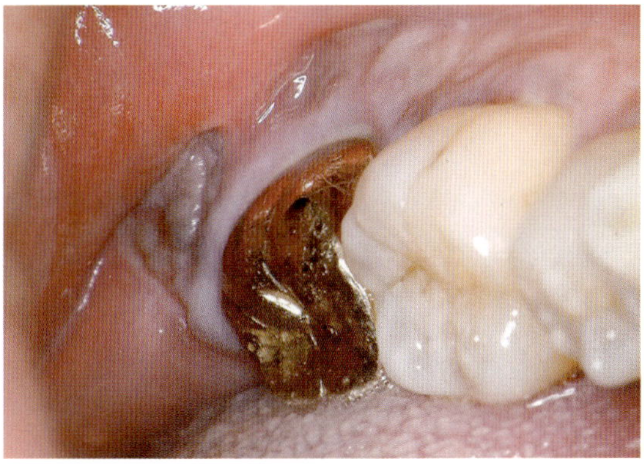

4) 악성흑색종(malignant melanoma)

- 멜라닌 색소를 생성하는 세포가 증식하는 악성종양이다.
- 악성흑색종 구강에 발생될 경우 5년 생존율이 7%로 가장 악성도가 높은 암이다.
- 구강 악성흑색종의 약 30%는 기존 멜라닌 색소 침착 병터로부터 발생하므로 치과치료 전 임플란트 혹은 의치 접촉 부위의 멜라닌 색소 병터를 반드시 제거해야 한다.

증례 01 64세 여성

주요 불편사항

- 좌측 상악 전치 부위 및 구개부 착색병소로 서서히 커지는 느낌

병력기간

- 3개월

구강소견

- 구개부, #22, 23 치간유두에 다수 착색병터
- 경계 불명확
- 흑색·갈색·회색 등 다양한 색깔의 착색
- 출혈 양상 없음
- 통증 없음
- #22, 23 치은 종창 및 치아 사이 벌어짐

전신질환 병력

- 고혈압약 복용 중
- 당뇨약 복용 중
- 흡연 및 음주 경력 없음

진단

- 악성흑색종

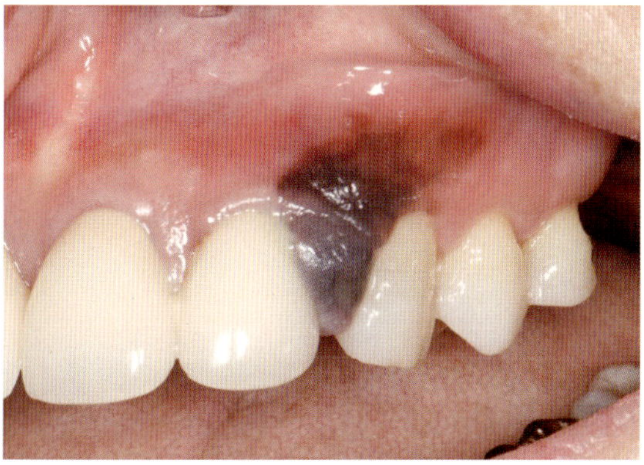

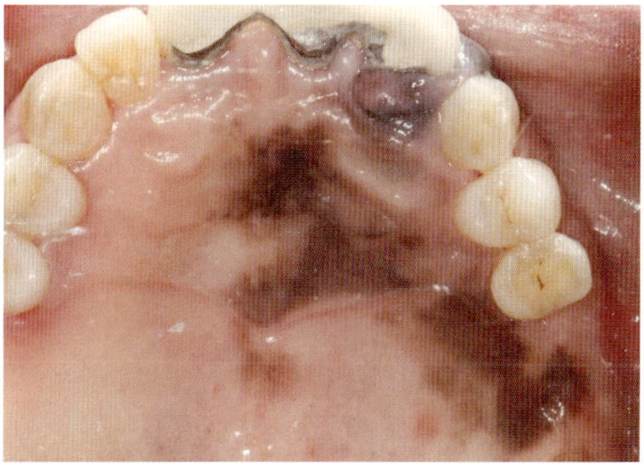

증례 02 39세 남성

주요 불편사항

- 치과검진에서 발견

병력기간

- 10개월

구강소견

- #26, 27 구개측 치은에 융기
- 융기 표면에 갈색·흑색·회색 등 다양한 색깔의 착색
- 경계 불명확
- 통증 없음
- 출혈 없음

전신질환 병력

- 건강검진상 갑상선 결절 4mm

진단

- 악성흑색종

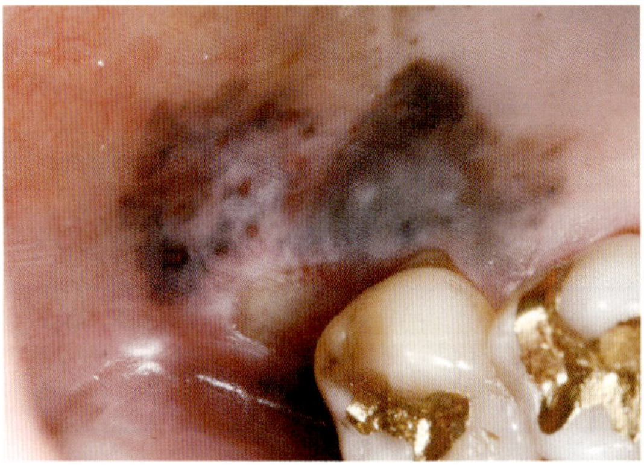

증례 03

63세 여성

주요 불편사항

- 입천장에 검은 반점이 있으며 퍼지는 것 같음

병력기간

- 2년

구강소견

- 구개부, 상악 좌측 치은에 3×3cm의 흑색 착색반점
- 경계 불명확
- 촉진에 통증 없음
- 편평한 표면
- 궤양 없음
- 출혈 없음

진단

- 악성흑색종

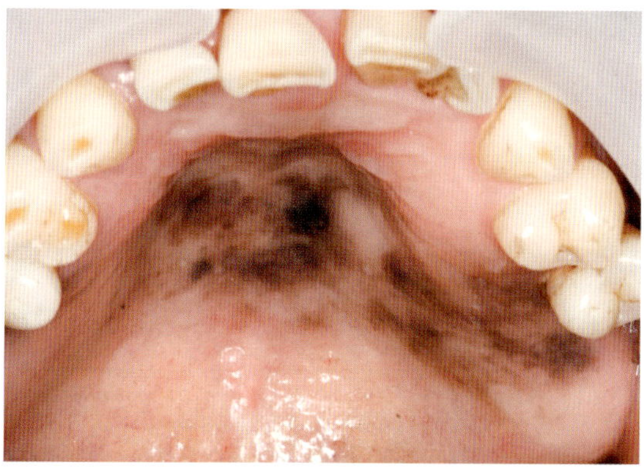

증례 04 60세 남성

주요 불편사항

- 좌측 위 잇몸이 불편하고 음식을 먹기가 힘듦. 20일 정도 전에 좌측 위 어금니가 흔들려서 뺐으며, 이후로 열흘 정도 전부터 좌측 위 잇몸이 불편해짐. 그전에는 괜찮았던 것 같음
- 입안의 새카만 것은 언제부터 있었는지 잘 모르겠음. 예전부터 있었던 것 같기는 함

구강소견

- 구개부, 상악 좌측 치은에 흑색 착색반점
- 경계 불명확
- 촉진에 통증 없음
- 편평한 표면
- 궤양 없음
- 출혈 없음
- 14~15년 정도 흡연. 20년간 금연하다 한 달 전에 다시 조금 피다가 현재는 끊었음

전신질환 병력

- 고혈압약 복용 중
- 당뇨약 복용 중

진단

- 악성흑색종

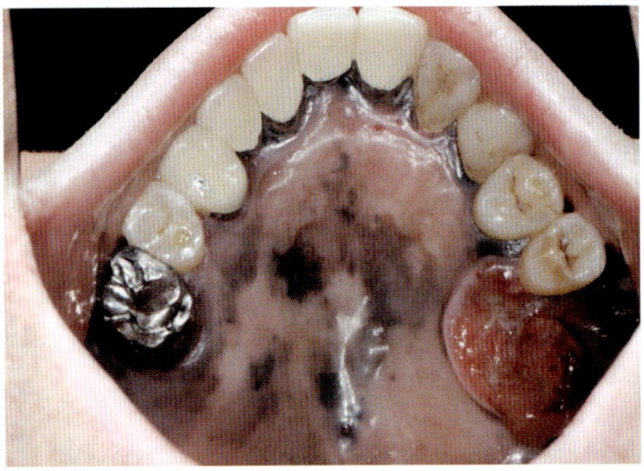
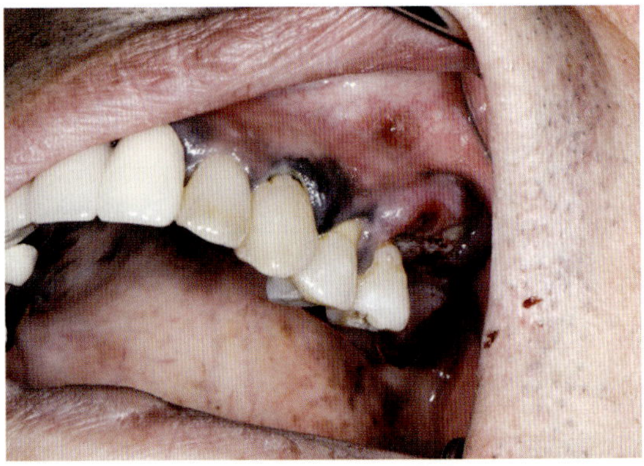

악성흑색종 치료

- 병력 청취 및 사진 촬영
- 조직 생검
- 전신 검사를 통하여 구강내 국한 병소인지 아니면 신체 다른 부위에도 있는지 임상적 검사와 영상검사가 필요하다.
- 구강내 국한 병소일 경우 광범위 절제술 및 필요한 방사선, 항암요법을 시행한다.
- 전이된 병소이거나 신체 다른 부위로 전이된 경우 전신적인 상태를 고려하여 치료방법을 선택한다.

멜라닌 착색병터 감별 포인트

① 착색병터 색깔의 균일성
② 경계의 명확성
③ 궤양 없음
④ 크기 1cm 이하
⑤ 단독 발생

↓

멜라닌 반점, 양성 모반 등
양성의 가능성이 높음

03 치과용 충전재 착색병터

• 치과용 충전재로 아말감 충전 후 그 주위 혹은 멀리 떨어진 부위에 갈색·흑색으로 착색된다.

• 근관치료 후 근관 충전재가 치근 주위로 빠져나와 갈색 및 흑색의 착색을 보일 수 있다.

1) 아말감 문신(amalgam tattoo)

• 아말감 일부가 구강점막에 오염되어 착색병터로 나타날 수 있다. 아말감이 구강점막에 침착되는 경로는 다음과 같다.

① 미란성 궤양이 있는 점막

② 파절된 아말감 조각이 발치와로 오염

③ 아말감 수복 후 치실 사용

④ 치근단절제술 후 치근단 역충전(retrograde filling)

• 실제로 임상에서는 치아 수복 부위와 매우 떨어진 점막에서도 아말감 문신이 관찰되기도 한다.

•방사선 불투과성 물질로 관찰된다.

증례 01 63세 여성

주요 불편사항
- 치과치료에서 우연히 발견

구강소견
- 하악 우측 후구치(retromolar pad) 부위에 0.3cm 착색병터
- 제1대구치에 오래된 크라운

진단
- 아말감 문신

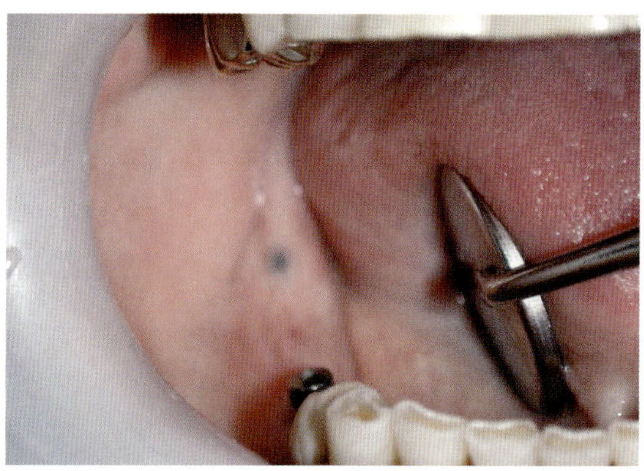

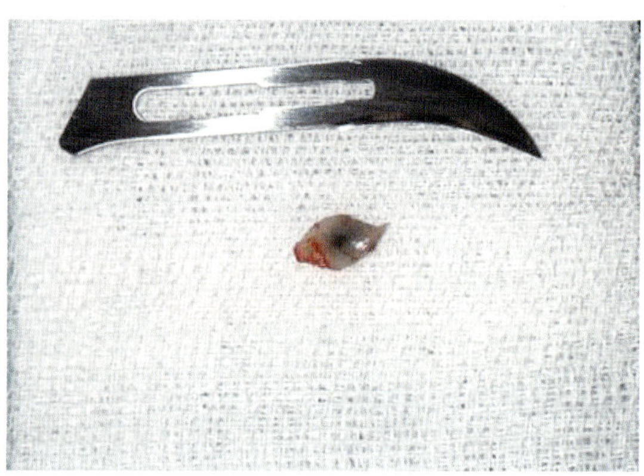

증례 02

72세 여성

주요 불편사항

- 임플란트 수술 시 치과에서 발견

구강소견

- 상악 우측 무치악 치조제에 여러 개의 푸르스름한 착색병터
- 과거 상악 우측 치아의 수복 치료 병력 있음

진단

- 임플란트 수술 시 생검된 조직검사 결과 아말감 문신으로 진단함

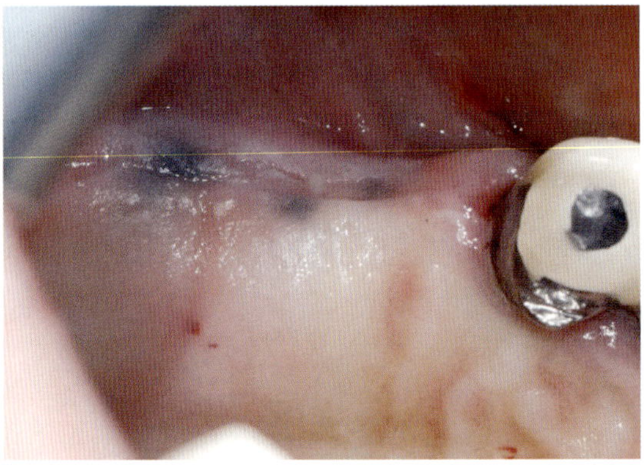

구강점막 착색병터의 감별진단

	반응성 반점		양성 모반	악성흑색종	아말감 문신
	반점	흡연자 멜라닌증			
개수	주로 한 개, 때때로 다수	다수	한 개	다수 혹은 한 개	주로 한 개, 때때로 다수
경계	명확	불명확	명확	불명확	명확, retrofilling 후 불명확
색깔	균일, 갈색·흑색	균일, 갈색·흑색	균일, 갈색·흑색·청색	다양한 색깔	균일, 갈색·흑색·청색
궤양	없음	없음	없음	있음	없음
발생 부위	홍선, 협점막, 치은, 구개	전치부 협측치은	구개, 은협경계부, 치은	구개, 상악 치조능선	치은, 치조점막, 협점막
크기	7mm 이하	다양	7mm 이하	다양	다양
치료	불필요	금연	외과적 절제	광범위 절제	방사선 불투과성 물질로 확인, 치료 불필요

제 6 장

만성자극에 의한 종양유사 병터의 감별진단

1. 임상에서 흔히 만나는 구강점막의 종양유사 병터
2. 구강암종에 의한 결절과의 감별 포인트

01 임상에서 흔히 만나는 구강점막의 종양유사 병터

구강점막은 음식물을 씹는 동안 혹은 이쑤시개 사용이나 교정밴드, 보철물 등에 의하여 만성적인 자극이 가해지기 쉬운 부위이며, 이로 인한 조직의 반응성 증식이 종양으로 오인되는 경우가 있다.

- 화농성 육아종(pyogenic granuloma)
- 자극성 섬유종(irritation fibroma)
- 점액류(mucocele)

1) 감별 포인트

① 손상받은 부위

② 병터 표면의 색깔

③ 출혈 성향

2) 자극에 의한 종양유사 병터

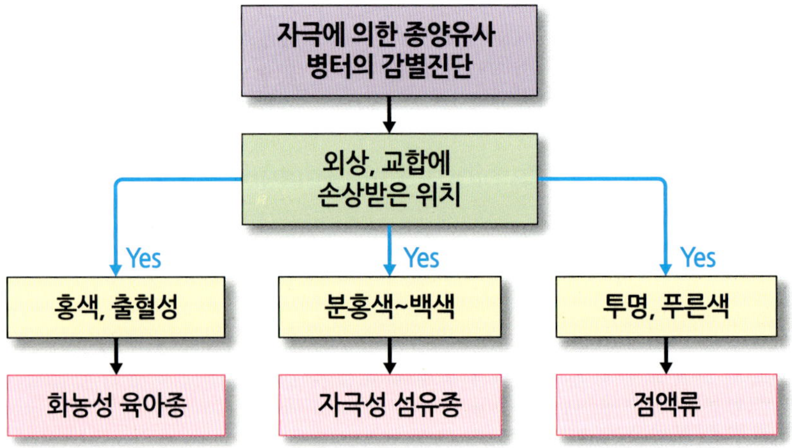

3) 자극성(외상성) 섬유종[irritation(traumatic) fibroma]

- 만성 자극, 주로 씹기(biting)에 의한 섬유조직이 과다 증식한다.
- 교합면을 따른 협점막, 입술, 혀, 치은에 호발한다.
- 화농성 육아종이나 점액류가 오래되면서 섬유종으로 변하기도 한다.
- 표면은 매끈한 분홍빛의 결절로 주위와 경계가 분명하다.
- 크기는 다양하지만 대부분 1.5cm 이하이다.
- 치료는 외과적으로 절제하며 재발은 극히 드물다.

증례 01 66세 여성

주요 불편사항
- 혀 좌측 옆면에 이상한 것이 생겼는데 없어지지 않음

병력기간
- 10개월

구강소견
- 혀의 좌측 측면에 0.5cm 크기의 융기된 결절
- 촉진에 통증 없음
- 출혈 없음
- 크기 변화 없음

전신질환 병력
- 고지혈증약 복용 중(약명 미상)
- 혈액순환제(진코민) 복용 중

진단
- 자극성 섬유종

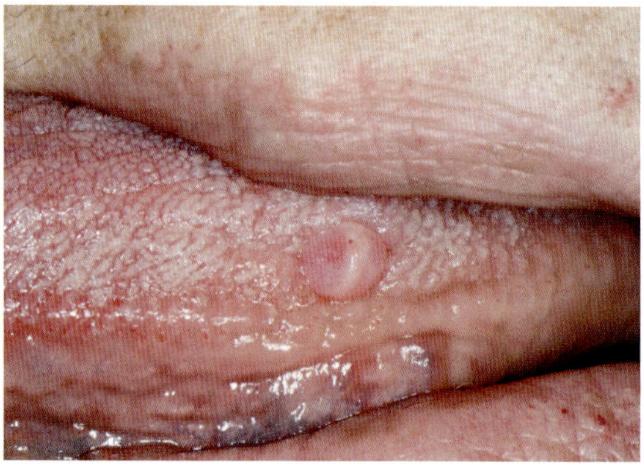

증례 02

69세 여성

주요 불편사항

- 2년 전에 임플란트를 한 이후로 혀를 많이 씹었는데, 그때 혀에 생긴 것이 없어지지 않음

병력기간

- 2년

구강소견

- 혀 등쪽 면에 융기된 결절
- 자발통 없음
- 음식에 통증 없음
- 약 2개월 전에 임플란트 보철물 조정한 뒤로는 혀를 씹지 않음
- 피곤하면 그 부위가 부풀어 오르는 느낌이 듦
- 구강건조감 있음
- 안구건조감 있음(인공눈물 사용)
- 생식기관 병터 있음(2~3회/년). 피곤할 때 발생하며 산부인과에서 주사 및 연고 처방 → 증상 호전(+)

전신질환 병력

- 고혈압약 복용 중
- 고콜레스테롤혈증약 복용 중
- 치질 수술(10년 이상 전)
- 맹장 수술(10년 이상 전)

치과치료 병력

- 치과의원(약 2개월 전) 교합조정 → 증상 호전(+), 이후 혀는 씹지 않음

진단

- 자극성 섬유종

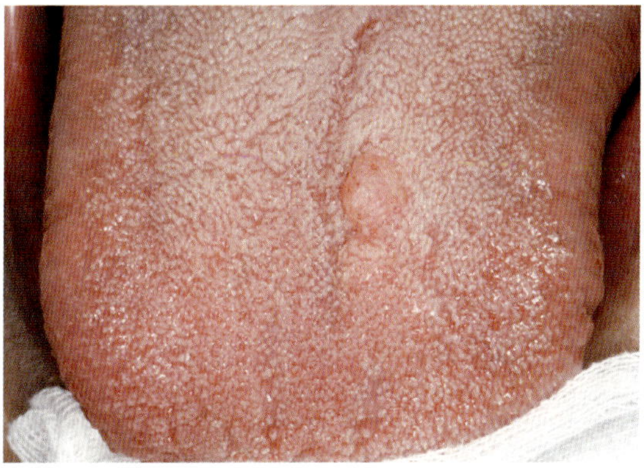

증례 03

55세 남성

주요 불편사항

- 좌측 볼 안쪽에 작은 혹 같은 게 있음

병력기간

- 기억하지 못함

구강소견

- 협점막에 융기된 결절
- 터진 적 없음
- 크기 변화 없음

진단

- 자극성 섬유종

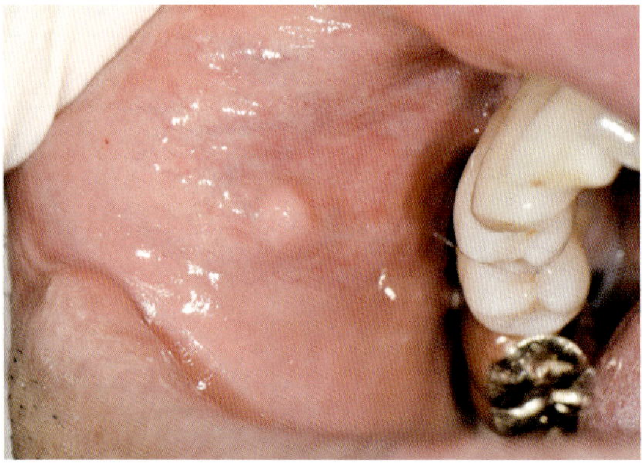

4) 화농성 육아종(pyogenic granuloma)

- 병명은 '화농성'이지만, 감염과는 관계가 없이 만성 자극에 의한 육아조직의 과다증식이다.
- 75%가 치은에 발생하며 불량한 위생 상태와 관련이 높다. 그 외 입술, 혀, 협점막 등에 발생하고 치은에 발생할 경우 상악 전치부의 순측에 호발한다.
- 어느 연령층에든 발생하지만, 어린이·청소년층에 호발하고 임산부에도 발생한다.
- 만성 자극에 의한 것이지만 자극성 섬유종과 달리 혈관이 풍부하여 분홍빛·붉은빛 혹은 자주빛을 보이고 쉽게 출혈되는 경향이 있다. 빠른 성장을 보이며 궤양도 동반된다.
- 병터가 오래되면 혈관이 감소되면서 섬유조직이 증가하여 자극성 섬유종으로 변하기도 한다.
- 치료는 외과적 절제이지만, 자극성 섬유종에 비하여 재발하는 경향이 있다.

증례 01

34세 남성

주요 불편사항
- #12, 13 사이 구개측 치은에 혹이 생겼음

병력기간
- 1개월

구강소견
- #12, 13 사이 구개측 치은에 홍색 융기된 결절
- 출혈이 쉽게 됨

진단
- 화농성 육아종

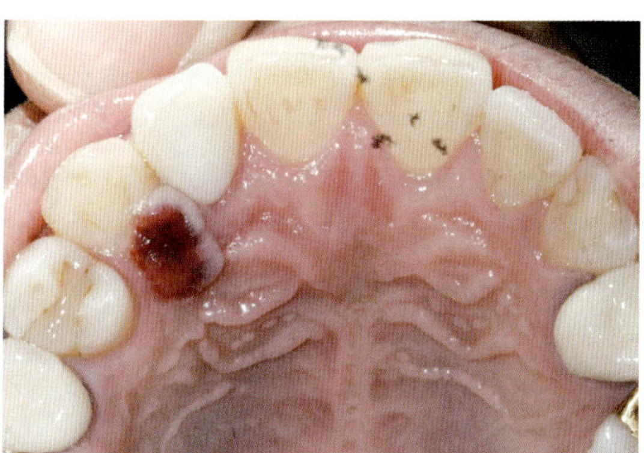

증례 02 36세 여성

주요 불편사항

- #42, 43 사이의 잇몸에 무언가가 났음

병력기간

- 6개월

구강소견

- #42, 43 치간유두에 홍색 결절
- 자발통 없음
- 자극적인 음식에 통증 없음
- 컨디션이 안 좋을 때 통증 있음. 욱신거리는 느낌. NRS 5
- 크기 변화 있음. 처음보다 크기가 커짐
- 병소 생긴 이후로 치실과 가글을 자주 함
- 구강건조감 없음
- 안구건조감 없음

진단

- 화농성 육아종

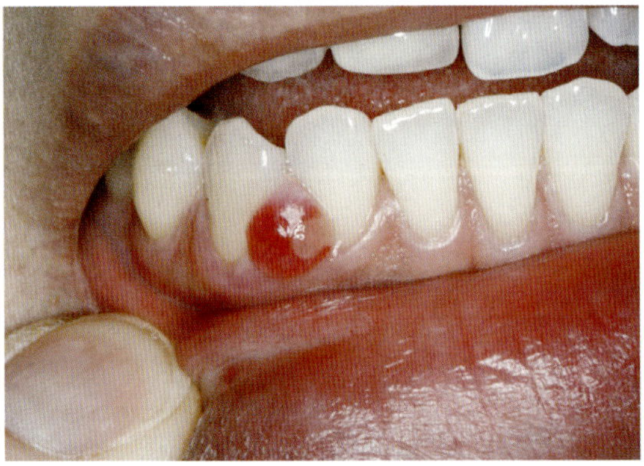

증례 03 59세 남성

주요 불편사항

- 7년 전에 우측 위에 사랑니를 뽑았는데 그 부위로 잇몸이 동그랗게 자라오름. 반 년 정도 전에 동네치과에서 잘라냈는데 다시 발생함. 큰 병원으로 가 보라고 해서 방문함

구강소견

- 상악 사랑니 발치 부위에 융기된 결절
- 출혈 없음
- 궤양 없음
- 자발통 없음

전신질환 병력

- 고혈압약 복용 중(약명 미상)
- 당뇨병약 복용 중(약명 미상)
- 고지혈증약 복용 중(약명 미상)

진단

- 화농성 육아종

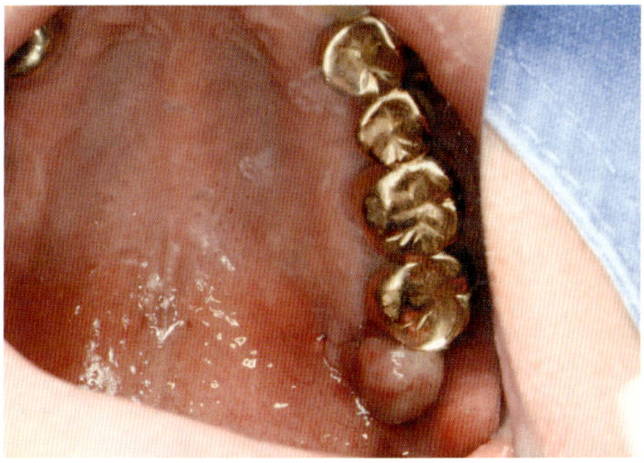

5) 점액류(mucocele)

- 소타액선관의 절단으로 인한 점액이 고여서 만든 돔 형태의 점막 종창이다.
- 모든 연령층에 나타나지만 어린이·청소년층에 호발한다.
- 크기는 1~2mm부터 수 cm에 이르며 다양하다.
- 호발 부위는 80%에서 하순에 발생한다.
- 색깔은 점액에 고여 있는 부위의 깊이에 따라 다양하여 표면인 경우는 투명한 푸른빛을 띠지만, 깊은 부위에 발생하면 정상 점막색을 보인다.
- 촉감도 깊이에 따라 표면인 경우는 파동성을 보이나, 깊은 부위에는 단단한 느낌이다.
- 치료는 관련 소타액선을 포함하여 절제한다.

증례 01 33세 여성

주요 불편사항
- 좌측 아랫입술에 물집이 생김

병력기간
- 2주

구강소견
- 아랫입술 안쪽 점막에 점막 색깔과 같은 결절
- 통증 없음
- 초반 2~3일간 커졌다가 10일 동안 크기 유지
- 외상 기억 없음

진단
- 점액류

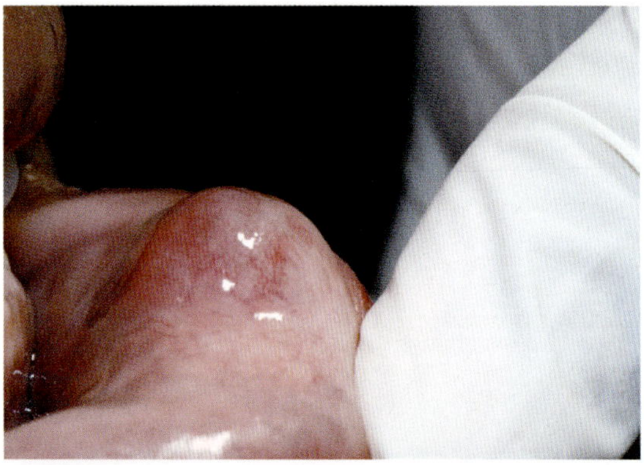

증례 02

77세 남성

주요 불편사항

- 입안에 무언가가 났음

병력기간

- 4개월

구강소견

- 아랫입술 점막 결절
- 자발통 없음
- 자극적인 음식에 통증 없음
- 크기 변화 있음. 최근 들어서 커지는 것 같다고 느낌
- 구강건조감 없음

전신질환 병력

- C형 바이러스 감염 치료 중
- 당뇨병약 복용 중

진단

- 점액류

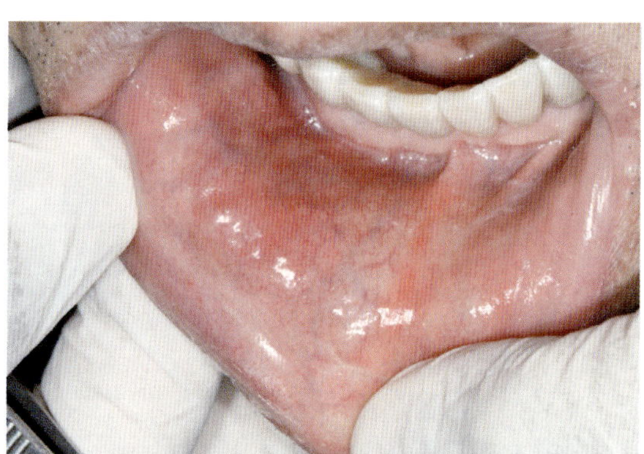

증례 03 69세 남성

주요 불편사항

- 우측 아랫입술에 무언가가 났음

병력기간

- 6개월

구강소견

- 아랫입술 점막에 흰색 투명 결절
- 자발통 없음
- 맵고 뜨거운 음식이 닿을 때만 통증 있음. 쓰라린 느낌. NRS 2
- 크기 변화 있음. 처음에는 작았다가 점점 커졌던 것 같음
- 자꾸 깨무는 것은 느껴지지 않음. 하지만 음식을 먹고 나면 더 붓긴 함
- 구강건조감 없음
- 이비인후과, 레이저 치료 3회 → 증상 호전(레이저 치료를 받으면 완전히 사라지나 1주일 정도 지나면 다시 나타남)

전신질환 병력

- 뇌졸중, 고혈압, 고지혈증 약 복용 중(클로그렐, 디오반, 리피토 → 아스피린 제제는 내원 3일 전부터 복용을 중단하고 방문함)

진단

- 점액류

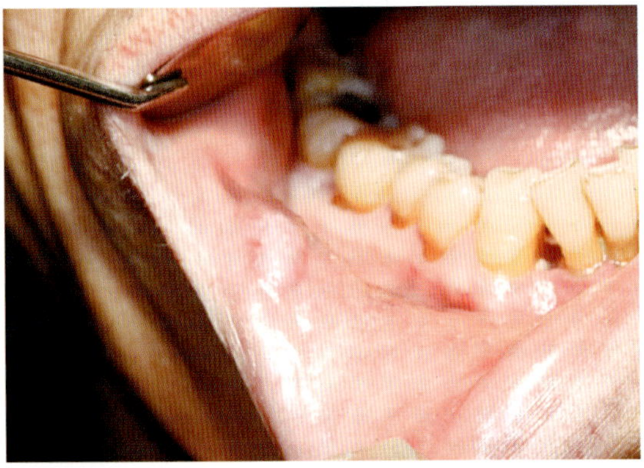

자극에 의한 종양유사 병터의 치료

- 자극성 섬유종은 완전절제술
- 화농성 육아종은 치은에 주로 발생하여 심미적인 부분을 고려하여 완전하게 절제하지 못한 경우에 재발하기도 한다. 종종 치주인대로부터 기원된 경우에는 지속적으로 재발하여 발치가 필요할 수도 있다. 그러나 재발되어도 악성으로 진행되는 경우는 없기 때문에 심미적인 부분을 무시하면서까지 과도하게 절제할 필요는 없다.
- 점액류는 완전절제술을 추천하나 절제 중에 점액류가 파열되어 완전절제가 되지 못하는 경우 재발한다. 절제수술 시 파열되지 않도록 세심한 주의가 필요하다.

자극에 의한 종양유사 병터의 감별진단

	자극성 섬유종	화농성 육아종	점액류
통증	없음	없음	없음
원인	저작	만성자극, 불량한 위생상태	저작
발생 부위	교합면을 따른 협점막, 입술, 혀, 치은	상악 전치부 순측치은, 입술, 혀, 협점막	하순
병터 크기	다양하지만 1.5cm 이하	다양	다양
표면 특징	매끈한 분홍색	혈관이 풍부하여 붉은색·자주색, 표면 궤양 및 출혈성	푸른색의 투명함~정상 구강점막 색깔~백색
촉감	단단함, 탄력성	쉽게 출혈됨	파동성~단단함
재발 여부	매우 드묾	재발 성향	관련 타액선이 남아 있을 경우 재발
치료	외과적 절제	골막 포함, 외과적 절제	관련 소타액선 포함, 외과적 절제

02 구강암종에 의한 결절과의 감별진단

만성 자극에 의한 종양유사 병터는 암종으로 성장한 결절과의 감별이 매우 중요하다. 암종으로 증식한 결절은 다음과 같은 특징이 있다.

① 급성장하여 크기 변화가 있다.
② 괴사성 궤양이 있다.
③ 주위에 백반증, 홍반증이 있다.
④ 악취가 난다.

↓

악성종양 성장에 의한 결절

증례 01

58세 남성

주요 불편사항

- 발치와가 낫지 않음

병력기간

- 1주일

구강소견

- 하악 좌측 구치 발치와에 괴사성 궤양을 동반한 결절
- 출혈 없음
- 발치 후 갑자기 커짐

진단

- 편평세포암종

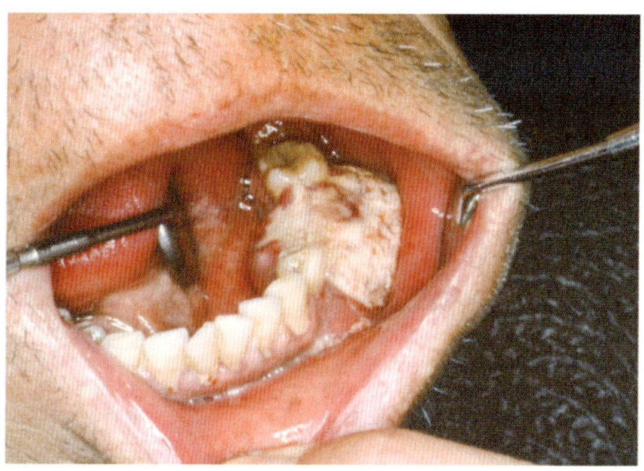

증례 02 63세 남성

주요 불편사항

- 발치와가 낫지 않음

병력기간

- 3주일

구강소견

- 상악 좌측 구치 발치와에 다양한 크기의 다발성 결절
- 동굴 모양 궤양
- 출혈 없음
- 발치 후 갑자기 커짐

진단

- 편평세포암종

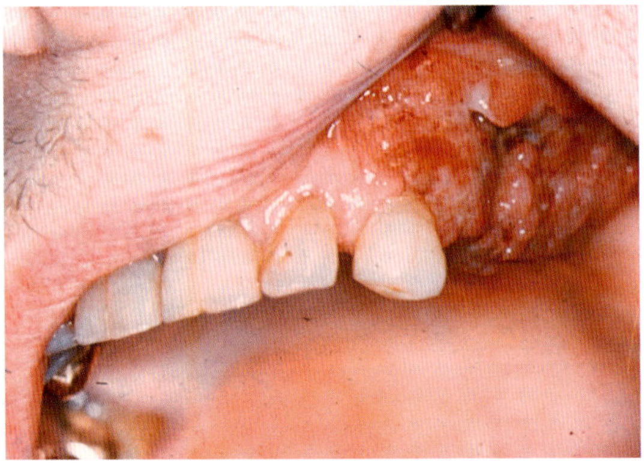

증례 03

30세 남성

주요 불편사항

- 혀에 혹이 자라서 불편함

병력기간

- 2개월

구강소견

- 혀 측면에 2×1.5cm 크기의 결절
- 결절 표면에 괴사 동반
- 미란성 궤양 동반
- 자발통 없음

진단

- 편평세포암종

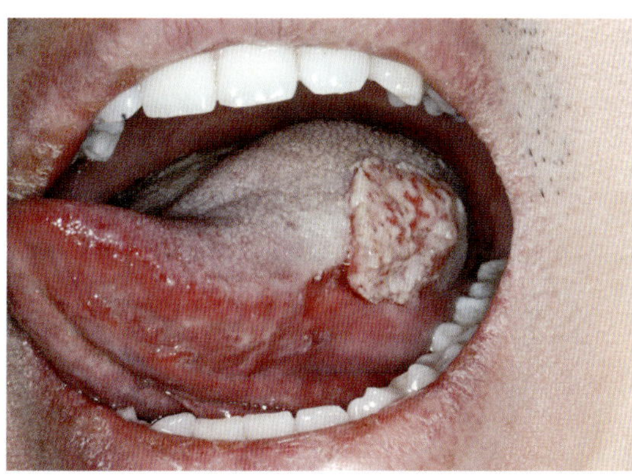

자극에 의한 종양유사 병터와 악성종양의 감별진단

① 화농성 육아종과 감별해야 한다.

② 발치 후 발치와에 화농성 육아종 유사 병소가 발생하는 경우 육아종 소파술을 하는 것보다, 다시 병력을 청취하여 왜 발치를 하게 되었는지를 고려해야 한다. 특기할 이유 없이 갑자기 이가 흔들려 발치하게 된 경우에는 악성병터를 의심해야 하며, 이런 경우 소파술을 하는 것보다는 조직생검으로 반드시 확인해야 한다. 치은암종의 경우 소파술을 하게 되면 악성종양세포를 골수강 내로 밀어 넣어 추후 수술 범위를 설정하는 데도 어려움이 크다.

③ 혀를 씹거나 이쑤시개로 찔린 후에 병소가 생겼다고 말하는 경우나 일반적으로 스테로이드 제제의 연고를 오랜 기간 바른 경우에는 화농성 육아종과 악성병터를 감별하기 어렵다. 그러나 구강내 병터는 약 2주 정도면 자연치유가 되기 때문에 병력 청취 시 2주가 지나도 잘 낫지 않았다면 조직생검을 할 필요가 있다.

종양유사 병터와 악성종양의 감별진단

	종양유사 병터	악성종양
크기 변화	없음~약간	매우 빠른 성장
크기	1cm 내외	1cm 이상
궤양	없음 화농성 육아종의 경우 표면에 출혈성 궤양	괴사성 궤양
표면	매끈함	괴사
악취	없음	심함

제 7 장

개원의에게 필요한 생검 요령

1 개원의에게 생검이 필요한 이유

2 조직생검이 필요한 병터

3 조직검사 의뢰지 작성

4 생검 시 주의사항

5 생검 요령

6 생검의 종류

01 개원의에게 생검이 필요한 이유

- 생검이란 질환이 의심되는 부위의 일부 또는 전체를 외과적으로 절제하여 병리학적 진단을 하는 것을 말한다.
- 확실한 진단을 알아야 환자에게 설명이 가능하고 가장 합리적인 치료 계획을 세울 수 있다.
- 적출물 처리법에 근거하여 환자로부터 적출된 모든 조직은 조직검사를 하는 것이 원칙이다.

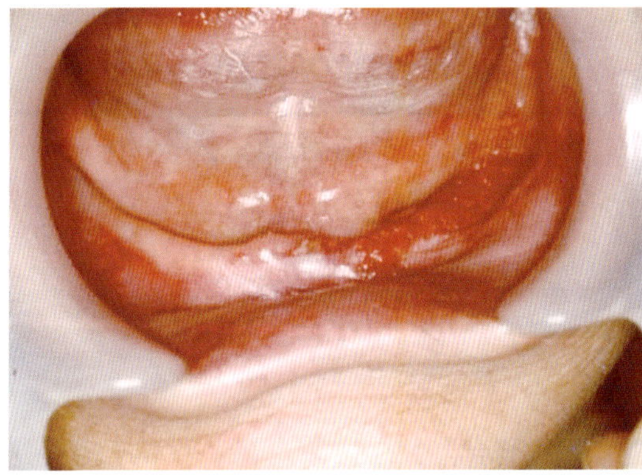

02 조직생검이 필요한 병터

① 치근단절제술 조직(대부분의 치근단 조직은 치과에서는 suction으로 빨려 들어가게 되나, 치근단 조직 중 일부는 치성낭이나 종양 또는 결핵과 같은 특수 염증인 경우도 있으므로 가능한 한 치근단절제술 후 나오는 조직은 생검을 권장)

② 치근단과 분리된 구강영역의 낭성 병터

③ 구강내 연조직에 발생한 과각화 또는 백색병터

④ 입술, 구강점막, 혀 등의 만성 궤양성 병터

⑤ 외상성 또는 세균성으로 설명할 수 없는 구강영역의 종창

⑥ 외상으로 발생한 창상이 2주 지나도 치유되는 않는 병터

생검을 피해야 할 병소: 명백한 암, 출혈이 예상되는 병터

03 조직검사 의뢰지 작성

- 나이
- 성별
- 생검 부위
- 방사선 영상 소견
- 병력
- 임상진단

→ 환자 정보가 모두 포함되어야 한다.

04 생검 시 주의사항

① 충분한 양을 절제할 것(5×5mm 이상)

② 정상과 경계 부위를 반드시 포함하고, 부위가 클 경우 여러 부위를 생검할 것

③ 괴사된 조직은 생검하지 말 것

④ 조직겸자 혹은 지혈겸자 등에 의하여 조직이 변형되지 않도록 할 것

⑤ 즉시 고정할 것(고정액: 10% 중성 포르말린 용액 혹은 70% 알코올, 조직 부피의 약 15배)

⑥ 조직의 방향성이 중요할 경우 표시할 것

⑦ 환자 정보를 반드시 입력할 것(방사선 사진 포함)

05 생검 요령

1) 국소마취

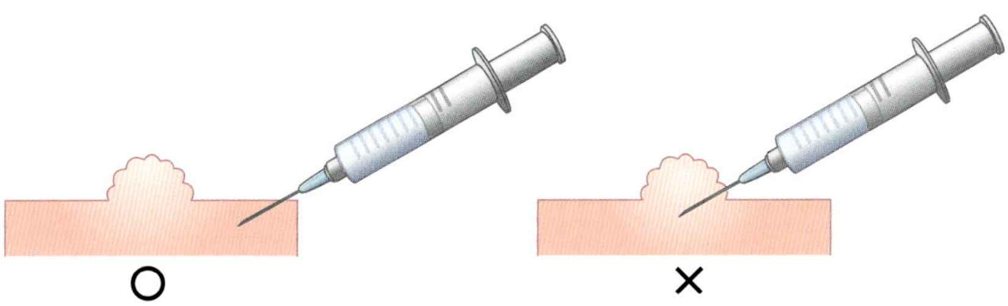

① 병터 주위에서 병소를 향하여 마취한다.
② 병터에서 1cm 이상 떨어진 곳에 국소마취 주사를 하고, 치은의 경우에는 전달마취를 하는 것을 추천한다.

2) 조직 절제

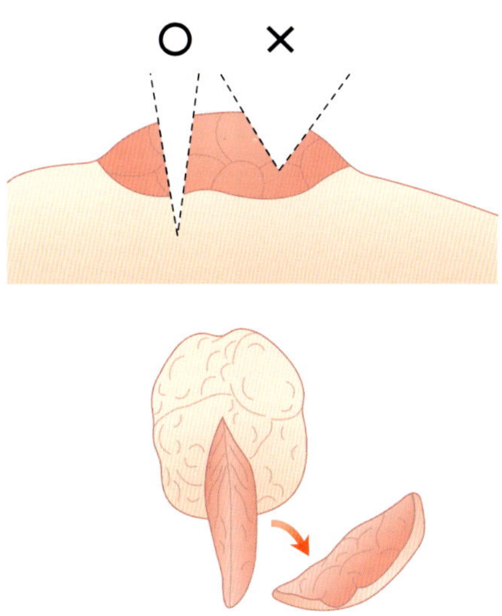

상피층과 하부의 점막하 조직을 포함하여 쐐기 모양으로 깊이 절제한다.

3) 즉시 고정

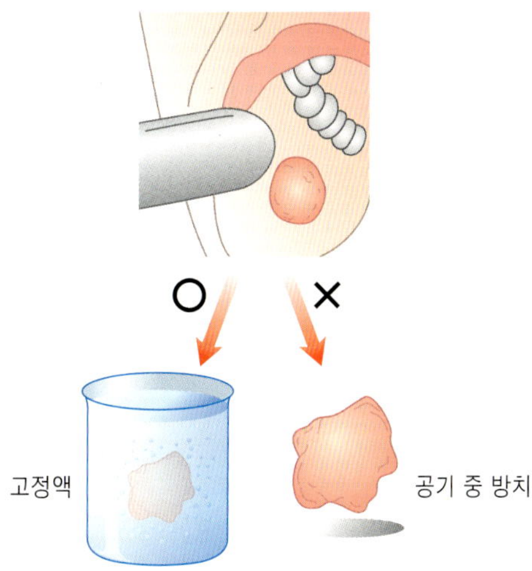

절제 즉시 고정해야 조직의 변형을 막고 정확한 진단이 가능하다.

4) 생검할 때 조직을 변형시키지 말 것

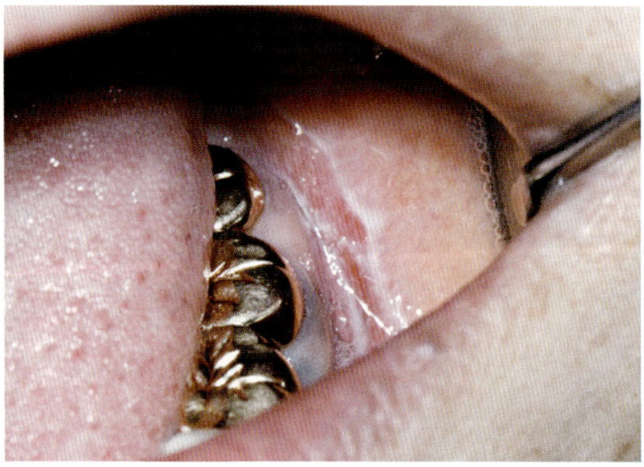

Forcep 잡은 자리

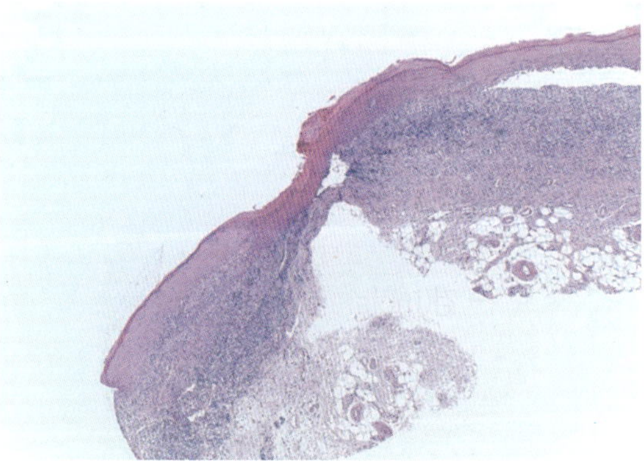

점막병터를 생검할 경우 병터를 forcep으로 잡으면 조직의 변형과 손상을 초래한다.

5) 출혈이 예상되는 병터는 생검하지 말 것

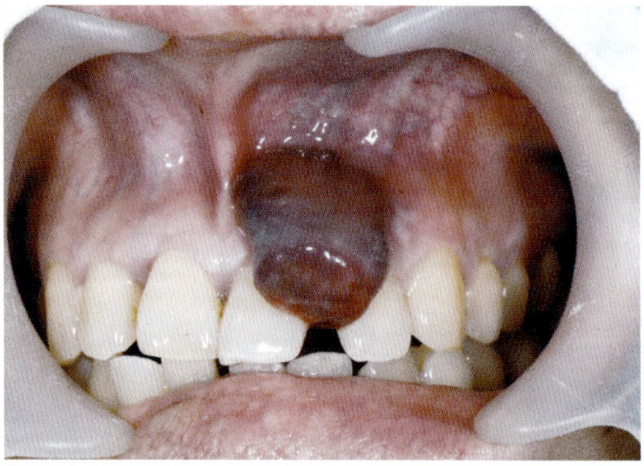

출혈이 예상되는 경우 영상(angiography)을 이용한 추가적인 정보를 얻고 이를 바탕으로 세심한 준비가 필요하다.

06 생검의 종류

- 절제생검(excision)
- 절개생검(incision)
- 세포병리 진단
- 침흡인생검
- 천자생검(punch biopsy)

❖ 절제생검

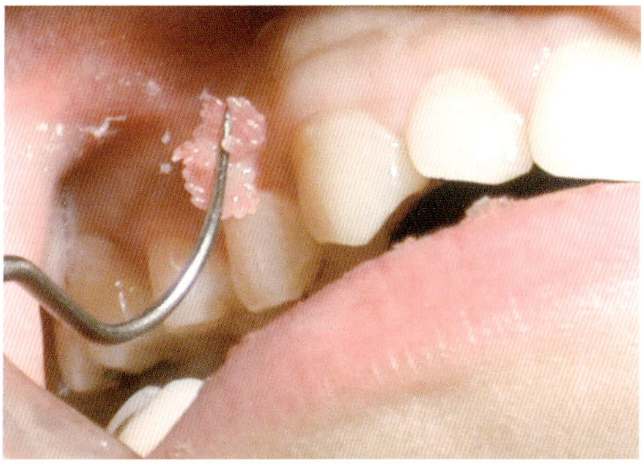

임상적으로 확실한 양성 병변일 경우 절제생검을 하는 동시에 치료를 목표로 한다.

❖ 절개생검

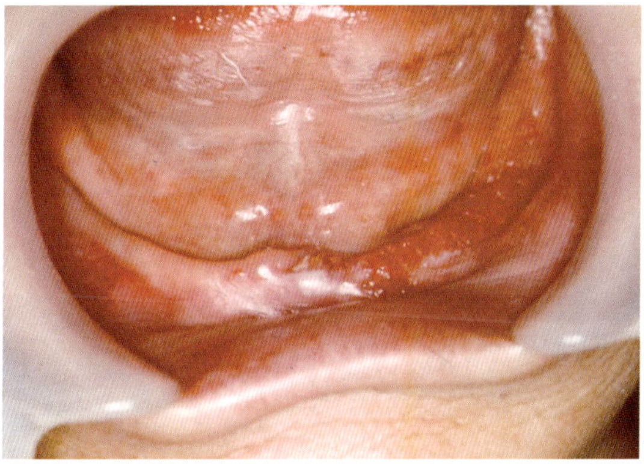

정확한 진단을 위하여 병터의 일부를 절개한다. 아래와 같이 병터가 클 경우 여러 부위 생검이 요구된다.

❖ 세포병리 진단

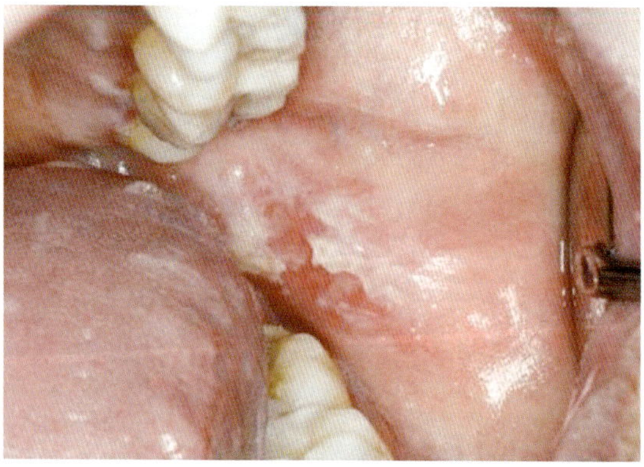

탈락되는 세포를 이용한 진단으로 탈락 조직을 슬라이드에 문질러 95% 알코올에 고정 후 병리과로 보낸다. 이를 통해 캔디다균을 관찰한다.

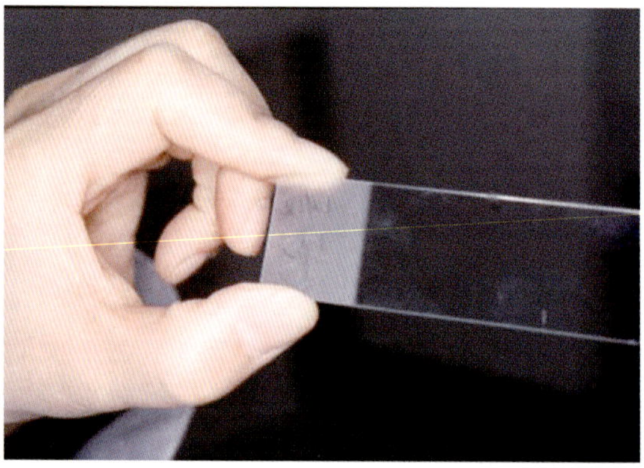

탈락된 세포를 슬라이드에 넓게 문지른다.

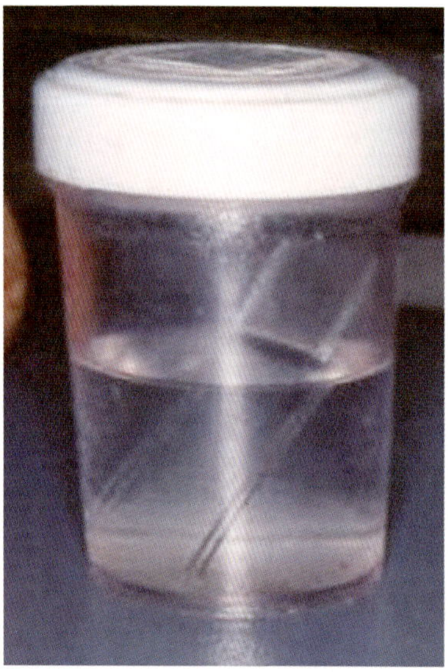

95% 알코올에 고정

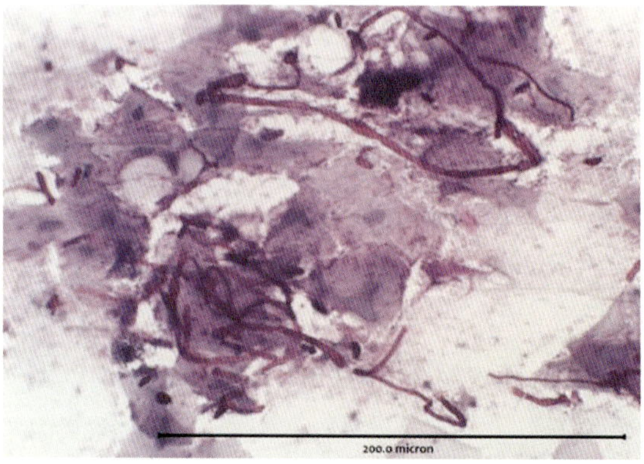

현미경으로 캔디다균 관찰

찾아보기

치과의사가 꼭 알아야 할

구강점막질환의 **감별진단**

발행일 2018년 8월 18일

저 자 김 진·윤정훈·조은애산드라·차인호

발행인 최용원

편 집 김애선

표 지 김애선

교 정 김도연·염정혜

발행처 **대한나래출판사**

등 록 제2012-000051호(1994.6.10)

주 소 서울특별시 성동구 성수이로 147 (성수동2가 289-319번지)
아이에스비즈타워 903호

전 화 (02) 922-7080

팩 스 (02) 922-0841

이메일 nrpub@naver.com

ISBN 978-89-5741-608-2 **정가 60,000원**

www.dhpub.com